अपने अवचेतन मन की शक्ति से अपने त्वचा को कैसे ठीक करें

त्वचा से अधिक गहराई तक

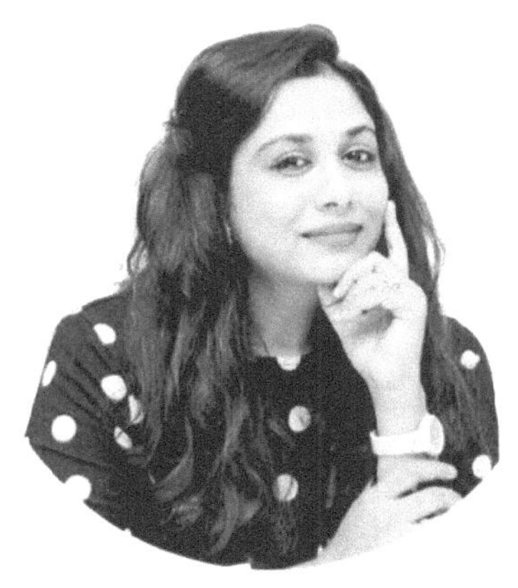

डॉ. अश्विनी मोदी

एमबीबीएस, डीवीडी, डीएनबी, डीडीवी,
एफसीपीएस (स्वर्ण पदक विजेता) एमएनएएमएस

सलाहकार त्वचा विशेषज्ञ, ट्राइकोलॉजिस्ट और कॉस्मेटोलॉजिस्ट
रैपिड ट्रांसफॉर्मेशनल थेरेपी प्रैक्टिशनर और ट्रांसफॉर्मेशन कोच

https://ashwinimodi.com

अभिस्वीकृति

"प्रिय ब्रह्माण्ड, मेरे जीवन में हर चीज के लिए पूरे दिल से धन्यवाद। हमेशा मेरे लिए मौजूद रहने और हमेशा वही करने के लिए धन्यवाद जो मेरे लिए सबसे अच्छा है।"

सबसे पहले और सबसे महत्वपूर्ण, मैं एकमात्र मार्गदर्शक मारिसा पीयर के प्रति अपना हार्दिक आभार व्यक्त करना चाहती हूं। अविश्वसनीय रैपिड ट्रांसफॉर्मेशनल थेरेपी (आरटीटी) के आविष्कारक होने के अलावा, मारिसा पीयर एक विश्व प्रसिध्द वक्ता और सबसे ज्यादा बिकने वाली पुस्तक की लेखिका भी हैं। एक चिकित्सक के रूप में उनके पास लगभग तीन दशकों

का अनुभव है और उन्हें मेन्स हेल्थ पत्रिका द्वारा सर्वश्रेष्ठ ब्रिटिश चिकित्सक का नाम दिया गया है। मैं उनके तीन दशकों के ज्ञान और विशेषज्ञता को साझा करके और ऐसे अविश्वसनीय प्रशिक्षण कार्यक्रम के साथ आकर एक अद्भुत इंसान होने के लिए उन्हें धन्यवाद देना चाहती हूं। आपसे मैंने सीखा है कि कभी किसी को जज नहीं करना चाहिए। जिस तरह से आप अपने मरीजों और उनके मुद्दों को संभालती हैं वह बहुत अद्भुत है, और आपसे यह थेरेपी सीखना मेरे जीवन के सबसे अच्छे निर्णयों में से एक रहा है। आरटीटी के साथ, मैं कई लोगों के जीवन में बदलाव ला सकती हूं। मैं आपको अपना गुरु मानती हूं।

मैं आरटीटी के साथ त्वचा रोगों के निराकरण में अपने अनुभव साझा करने के लिए अपने साथी आरटीटी चिकित्सक, एंका बिटिर, रेचल क्लेयर फर्नसवॉरथ और फ्रांज सिडनी के योगदान के प्रति भी कृतज्ञता व्यक्त करती हूँ।

मैं अपने मार्गदर्शक और त्वचाविज्ञान में गुरु डॉ. हेमांगी जेराजानी मैडम की बहुत आभारी हूं, जिन्होंने मुझमें अपने मरीजों की बात सुनने की कला पैदा की और मुझे हमेशा जो दिखता है उससे परे देखने के लिए प्रोत्साहित किया।

२

धन्यवाद महोदया, इस पुस्तक की प्रस्तावना लिखकर मुझे और मेरी पुस्तक को सम्मानित करने के लिए। मैं सदैव आपकी ऋणी हूँ।

मैं, अपनी सासु माँ श्रीमती राजेश्वरी मोदी (राजदीदी) के प्रति कृतज्ञता व्यक्त करती हूँ। उन्हें एक ऐसे व्यक्तित्व के रूप में देखती हूँ जिन्होंने मेरी आध्यात्मिक यात्रा को नई दिशा दी। उनकी शिक्षा और मार्गदर्शन की वजह से मैं आज इस राह पर हूँ। मैं अपने ससुर श्री रमेश मोदी को भी धन्यवाद देती हूं, जिन्होंने मुझे हमेशा और अधिक सीखने के लिए प्रोत्साहित किया। मैं जो कुछ भी करती हूं उसमें मेरा समर्थन करने के लिए मैं अपने माता-पिता, श्री कृष्ण मांजरे और श्रीमती सुवर्णा मांजरे की बहुत आभारी हूं, जिन्होंने मुझे सबसे अच्छा बचपन दिया और कुछ करने के लिए प्रेरित किया। आप दोनों मेरे जीवन के ऐसे सशक्त स्तंभ हैं कि मेरा आत्मविश्वास कभी डगमगाया नहीं।

अंतिम लेकिन सबसे महत्वपूर्ण बात, मैं अपने पति, अपने दोस्त, अपने विश्वासपात्र, मेरे सबसे बड़े रचनात्मक आलोचक और मेरे सबसे उत्साही प्रशंसक, डॉ. राहुल मोदी के प्रति भी कृतज्ञ हूँ जिन्होंने मुझे हर पल प्रेरित किया।

साथ ही, मेरी प्यारी बेटी सिया मोदी, जिसने मुझे यह सिखाया कि बिना शर्त का सच्चा प्यार क्या होता है।

यह पुस्तक 'बुक टू फॉर्च्यून कार्यक्रम' के बिना संभव नहीं होती। ऐसे जीवन बदलने वाले कार्यक्रम के लिए अरफ़ीन सर और इरफ़ान सर को बहुत-बहुत धन्यवाद।

मैं श्री चंद्रकांतजी जोशी को इस पुस्तक का हिंदी में अनुवाद करने के लिए धन्यवाद देती हूं। इसके अलावा, सामग्री को प्रारूपित करने में मेरी मदद करने के लिए श्रीमती मोनिका पंजाबी और कवर पेज को डिजाइन करने के लिए मास्टर प्रकेत पंजाबी को धन्यवाद। आप सभी के अनुभव और विशेषज्ञता ने मेरी पुस्तक की प्रस्तुति को समृध्द किया है।

अंत में, मेरे समस्त मरीजों को धन्यवाद, जिन्होंने मुझ पर विश्वास दिखाया और मुझे उन पर काम करने की अनुमति दी।

यह पुस्तक मेरे उन सभी मरीजों को समर्पित है जिनकी वजह से मैं इतना कुछ सीख सकी जो किसी पुस्तक से सीखना संभव नहीं था।

यह पुस्तक मेरे उन सभी मरीजों को समर्पित है
जिनकी वजह से मैं इतना कुछ सीख सकी जो किसी
पुस्तक से सीखना संभव नहीं था।

अनुवाद से उपजे भाव

किसी पुस्तक को पढ़ना और उसका अनुवाद करना एक अलग अनुभव होता है। कई बार अनुवाद एक सहज सरल प्रक्रिया होती है। कई बार भावानुवाद होता है। लेकिन अश्विनी मोदी की इस पुस्तक के अनुवाद ने चेतना के स्तर पर जिस तरह प्रभावित किया वह अप्रतिम अनुभव है।

पहले पुस्तक पढ़ी तो उसमें विषय को लेकर रोचकता लगी कि पुस्तक सौंदर्य पर है कि त्वचा रोगों पर। पढ़ने के बाद लगा कि ये त्वचा की बीमारीयों से और सौंदर्य से भी परे के अनुभवों का आख्यान है। कहने को तो ये

एक चिकित्सा प्रणाली पर लिखी गई पुस्तक है लेकिन इसमें हमारे मन की चेतन और अवचेतन शक्तियों को जिस प्रामाणिकता के साथ सामने लाया गया है, उसे पढ़कर ऐसा लगा कि ये पुस्तक मात्र त्वचा विज्ञान पर नहीं बल्कि मनुष्य के भौतिक जीवन में रचे बसे अध्यात्मिक अनुभवों, अवचेतन जगत की सुप्त शक्तियों और उनके माध्यम से स्वयं को स्वस्थ रखने की कला पर लिखी गई है। एक वैज्ञानिक सोच वाली डॉक्टर जिसने मेडिकल की पढ़ाई की; अवचेतन जगत को लेकर उनका आत्मविश्वास और विराट अनुभव एक साधारण से मरीज को उसकी अवचेतन शक्ति के दम पर रुपांतरित कर देता है, यह किसी चमत्कार से कम नहीं। यदि अश्विनी मोदी भारत के ऋषि मुनियों की अध्यात्मिक चेतना, सम्मोहन और सूक्ष्म जगत के उनके अनुभवों पर अध्ययन करे तो वे त्वचा रोगियों को ही नहीं किसी भी शारीरिक बीमारी या मानसिक स्थल पर अवसाद से जूझ रहे किसी भी मरीज को बगैर किसी दवाई के ठीक करने की ताकत रखती है। उन्होंने अपने अनुभवों, ईमानदार प्रयास, समर्पण और कृतज्ञता के भाव से एक बेहतरीन शुरुआत की है और अगर वे इस दिशा में आगे बढ़ती हैं तो हमारी सनातन संस्कृति

के अध्यात्मिक खजाने से चिकित्सा विज्ञान के साथ ही संपूर्ण मानवता को एक ऐसा उपहार दे सकती है, जिसके माध्यम से किसी भी बीमारी या अवसाद से ग्रस्त मरीज को एक नया जीवनदान मिल सकता है।

सादर

चन्द्रकांत जोशी

राजभाषा सलाहकार, हिंदी समिति रक्षा मंत्रालय (माननीय रक्षा मंत्री के प्रतिनिधि के रूप में)
राजभाषा सलाहकार हिंदी समिति, महिला व बाल विकास मंत्रालय (महिला व बाल विकास मंत्री के प्रतिनिधि के रूप में)

प्रस्तावना

डॉ. अश्विनी मोदी की इस पुस्तक 'मोर दैन स्किन डीप - हाउ टू हील योर स्किन विद द पावर ऑफ योर सबकॉन्शियस माइंड' की प्रस्तावना लिखना मेरे लिए सौभाग्य की बात है। अश्विनी वर्ष २००८ में अपनी पोस्ट-ग्रेजुएशन के लिए मुंबई के सायन में एल टी एम मेडिकल कॉलेज और एलटीएम जनरल हॉस्पिटल के त्वचाविज्ञान विभाग में आई थीं, जहां मैं विभाग की प्रमुख थी और उनकी थीसिस के लिए उनकी मार्गदर्शक थी। मैंने समय के साथ इस शर्मीली लड़की को एक आत्मविश्वासी महिला में बदलते देखा। इस अवधि के दौरान उन्होंने स्थानीय और राष्ट्रीय स्तर पर कई पुरस्कार और प्रशंसाएं जीतीं।

वह एक कुशल गायिका होने के साथ-साथ एक शानदार मंच कलाकार भी रही है। मैंने अपनी सेवानिवृत्ति के दिन के जश्न के लिए खुद को प्रोफेसर और विभागाध्यक्ष के रूप में प्रस्तुत करने की उनकी सराहना की। बाद के समय में, मुझे "रैपिड ट्रांसफॉर्मेशनल थेरेपी" में उनके प्रशिक्षण के बारे में पता नहीं था और यह पुस्तक त्वचा को ठीक करने के प्रबंधन में नए प्रतिमान सीखने के लिए एक सुखद आश्चर्य और खुशी जैसी थी।

यह पुस्तक न केवल त्वचा से संबंधित बीमारी, बल्कि अभिव्यक्तियों के साथ भावनात्मक रूप से परेशान मरीजों के लिए उपचार प्रक्रिया की गहरी समझ और अनुभव की एक अद्भुत अभिव्यक्ति बन जाती है। यह किताब भी सोरायसिस, एटोपिक डर्मेटाइटिस, क्रोनिक प्रुरिटस और मस्सों जैसे वायरल संक्रमण जैसी बीमारियों के पुराने प्रतिरोधी मामलों में आरटीटी की उपयोगिता को रेखांकित करती है। उन्होंने आरटीटी के प्रबंधन के लिए रोगियों के चयन के बारे में विस्तार से बताया है। किसी बीमारी का केवल बायोकेमिकल स्कूल से इलाज करने के बजाय, उसने आरटीटी दिशानिर्देशों के साथ ठीक होने और उसके बाद पुनरावृत्ति को रोकने के लिए मरीज द्वारा किए गए प्रयासों की आवश्यकता को समझा है।

अश्विनी ने आरटीटी की अवधारणा को समझने के लिए पढ़ने में आसान बनाने के लिए सरल भाषा का उपयोग किया है। इसमें बीमारी से राहत के लिए अवचेतन मन की भावनात्मक चिकित्सा पर जोर दिया गया है। मेरे लिए, पुस्तक को एक बार में पढ़ना एक रोमाँचक व प्रेरक अनुभव था। यह पुस्तक मरीज को ठीक करने के लिए चिकित्सक के वास्तविक जुनून को दर्शाती है।

मैं सभी चिकित्सा स्वास्थ्य देखभाल प्रदाताओं, रोगियों के साथ-साथ परिवार के सदस्यों, महत्वपूर्ण अन्य लोगों और देखभाल करने वालों को स्वयं और अन्य पीड़ित लोगों की मदद करने के लिए इस पुस्तक की अनुशंसा करती हूं।

आप सभी इसे पढ़ने का आनंद ले!!
प्यार और सम्मान के साथ.

डॉ हेमाँगी जेराजानी. एमडी, डीवीडी.
सेवानिवृत्त एलटीएम मेडिकल कॉलेज और एलटीएम जनरल हॉस्पिटल, सायन, मुंबई के त्वचाविज्ञान विभाग के प्रोफेसर और प्रमुख।

प्रस्तावना

'मोर दैन स्किन डीप - हाउ टू हील योर स्किन विद द पावर ऑफ योर सबकॉन्शस माइंड' के लिए इस प्रस्तावना को लिखते हुए मुझे बेहद खुशी हो रही है, जिसे डॉ. अश्विनी मोदी जैसी अद्भुत चिकित्सक ने लिखा है - सम्मोहन-आधारित दृष्टिकोण रैपिड ट्रांसफॉर्मेशनल थेरेपी का उपयोग करके वह जो अद्भुत काम कर रही है, उस पर प्रकाश डालती है। त्वचा रोगों के रोगियों के इलाज के लिए रैपिड ट्रांसफॉर्मेशनल थेरेपी ® (आरटीटी) थैरेपी किसी वरदान से कम नहीं।

हमारा जीवन हमारी आंतरिक मान्यताओं और विचारों का परिणाम है। पहले हम अपनी मान्यताएँ बनाते हैं, फिर हमारी मान्यताएँ हमें बनाती हैं। हमारे द्वारा सोचा गया प्रत्येक विचार हमारे शरीर में एक शारीरिक

प्रतिक्रिया का कारण बनता है, यही कारण है कि, यदि कोई शारीरिक अस्वस्थ स्थिति से पीड़ित है, तो हमें यह देखने की ज़रूरत है कि उस बीमारी से संबंधित विचार, विश्वास या भावनाएं कहां से आईं।

आरटीटी अवचेतन स्तर पर काम करता है जहां हमारे सभी आंतरिक मान्यताएँ रेहती है, हमें जीवन में पीछे धकेलने वाले मुद्दों के मूल कारण रहते हैं। उन्हें फिर से परिभाषित करते हैं और विचार और कार्रवाई की बेहतर आदतें विकसित करने में मदद करते हैं जो मरीज को बदलाव लाने की शक्ति और समझ प्रदान करते हैं।

पिछले ३० वर्षों में मैंने बहुत से मरीजों में चमत्कारिक परिणाम देखे हैं और अश्विनी जैसे डॉक्टरों को इस तरह काम करते देखना भी एक अद्भुत अनुभव है, जो अवचेतन मन की शक्ति में विश्वास करती हैं और वंशानुगत बीमारी से ग्रस्त मरीजों का बीमारी के लक्षणों से परे जाकर आरटीटी के माध्यम से उपचार करती है।

पुस्तक में, डॉ. अश्विनी ने त्वचा संबंधी समस्याओं के इलाज के लिए आरटीटी ® का उपयोग करने के अपने और अन्य आरटीटी ® चिकित्सकों के अनुभव साझा

किए हैं। मुझे आशा है कि यह न केवल पुरानी और अक्सर त्वचा की कमजोरी से पीड़ित व्यक्तियों के लिए मददगार होगी, बल्कि, अन्य डॉक्टरों को भी प्रोत्साहित करेगी कि वे अन्य क्षेत्रों के रोगियों के साथ आरटीटी का उपयोग कैसे कर सकते हैं।

शुभकामनाएं।

मारिसा पीयर

विश्व-प्रसिध्द चिकित्सक, सर्वाधिक बिकने वाली पुस्तक की लेखिका और रैपिड ट्रांसफॉर्मेशनल थेरेपी की संस्थापक।

अंतर्वस्तु

परिचय

"दुनिया धीमी हो गई है इसलिए आप खुद को फिर से खोज सकते हैं"

मुझे अच्छी तरह से याद है कि मैंने कोविड-१९ की पहली लहर के बीच इस उक्ति को पढ़ा था और उसी क्षण, लॉकडाउन के बारे में मेरा दृष्टिकोण बदल गया।

अत्यधिक जीवंत और घनी आबादी वाले शहर मुंबई में एक त्वचा विशेषज्ञ के रूप में काम करने के दौरान मेरे लिए एक दिन की भी छुट्टी पाना किसी सपने जैसा ही था। मुझे जीवन की यह तेज़ रफ़्तार पसंद थी, लेकिन मुझे यह भी एहसास हुआ कि मैं अपना जीवन ऑटोपायलट पर जी रही थी। मेरे पास आराम करने, चिंतन करने या कोई सृजनात्मक काम करने का समय ही नहीं था। कोविड की वजह से, यहां मुझे भरपूर समय मिल रहा था, लेकिन कहीं जाना नहीं था और न ही कुछ करना था। बिना काम के घर पर रहना मेरी आदत नहीं थी और न ही मैं इस बात से खुश थी।

मेरा मानना है कि जब ब्रह्माण्ड हमें एक संदेश भेजना चाहता है; यह काम वह बहुत सूक्ष्मता से करता है और हमें सही रास्ते की ओर प्रेरित करता है। खुद को फिर से खोजने के लिए दुनिया की गति धीमी होने के बारे में यह बात बिल्कुल सही समय पर मेरे सामने आई। मुझे लगा कि ब्रह्माण्ड मुझे मेरी नियति की ओर जाने के लिए प्रेरित कर रहा है। मुझे इस बात का एहसास हुआ कि मेरे साथ कुछ रोमाँचक होने वाला है।

एक डॉक्टर के रूप में मुझे अपना पेशा बहुत पसंद है। एक त्वचा विशेषज्ञ होने के नाते मैं त्वचा रोगों से पीड़ित लोगों की मदद कर सकती हूँ और यह ऐसी

चीज है जिसके प्रति मैं संवेदनशील भी हूँ। आधुनिक एलोपैथिक चिकित्सा त्वचा रोगों से पीड़ित लाखों लोगों के लिए एक वरदान है, यह चिकित्सा की उन कुछ शाखाओं में से एक है जो मरीजों को तुरंत राहत देती है। लेकिन किसी भी चिकित्सा या उपचार क्षेत्र की तरह, मुझे एहसास हुआ कि इसकी अपनी सीमाएँ हैं। कई पुराने त्वचा रोगियों को ठीक न कर पाने के कारण मरीजों के साथ साथ डॉक्टरों में भी निराशा का भाव घर कर जाता है। जब भी मैं सोरायसिस, एटोपिक एक्जिमा, विटिलिगो, मेलास्मा, लाइकेन प्लेनस, एलोपेशिया एरीयाटा और ऐसे कई पुराने त्वचा रोगों के रोगियों को देखती हूँ, तो मुझे लगता है कि मैं वह नहीं कर पा रही हूँ जो मुझे करना चाहिए। मैं जानती हूँ कि दवाओं से मैं केवल लक्षणों को दबा सकती हूँ, लेकिन उन्हें ठीक नहीं कर सकती। अपने मरीज़ों को लंबे समय तक प्रतिरक्षा कम करने वाली दवाइयों पर रखने का कोई औचित्य नहीं होता, लेकिन कई बार इस मामले में मेरे पास कोई अन्य विकल्प भी नहीं होता है।

मैं लगातार ऐसी जानकारी या लेखों या सामग्री की तलाश में रहती हूँ जो मुझे इन रोगियों के इलाज की उम्मीद दे सके। ऐसे में मुझे वायरल मस्सों के उपचार के लिए सम्मोहन चिकित्सा के उपयोग के बारे एक शोध पूर्ण लेख पढ़ने को मिला। मस्से बहुत कष्टप्रद हो

सकते हैं क्योंकि प्रतिरक्षा प्रणाली उनका पता लगाने में असमर्थ होती है, जिससे वे त्वचा पर पनपने लगते हैं।

इस शोध पत्र में, लेखक ने ८२ सामान्य मस्सों वाली ७ वर्षीय लड़की में कृत्रिम निद्रावस्था के सुझावों का उपयोग किया। ये घाव १२ से १८ महीनों से उसके शरीर में थे और नियमित त्वचाविज्ञान उपचार से इनका इलाज संभव नहीं था, लेकिन दो सप्ताह के बाद, चेहरे के सोलह में से आठ चले गए और तीन अतिरिक्त द्वि-साप्ताहिक सत्रके बाद सभी ८२ मस्से चले गए। जैसे ही मैंने यह लेख पढ़ा, मैं मंत्रमुग्ध हो गई। मैंने इस पर अपना शोध शुरू किया और लंदन, इंग्लैंड में मारिसा पीयर द्वारा विकसित रैपिड ट्रांसफॉर्मेशनल थेरेपी (आरटीटी) नामक उपचार की एक पध्दति का प्रत्यक्ष अनुभव किया।

आरटीटी मारिसा पीयर द्वारा विकसित एक हाइब्रिड विधि है जो सर्वोत्तम सम्मोहन चिकित्सा को अद्वितीय तरीकों से जोड़ती है। आरटीटी अवचेतन मन तक पहुँचकर काम करती और हमें समस्या के मूल कारण तक पहुँचने में मदद करती है। और फिर मरीज के अवचेतन को नए, सकारात्मक, तर्कसंगत सुझावों को स्वीकार करने के लिए सक्रिय कर देती है।

पिछले १० वर्षों में त्वचा के रोगियों का इलाज करते हुए, मुझे एहसास हुआ कि मैं केवल एक अंतर्निहित भावनात्मक मूल कारण के लक्षणों का इलाज या दमन कर रही थी। मुझे पता था कि क्या मुझे उस भावनात्मक मूल कारण तक पहुँच मिल सकती है जो एक त्वचा रोग के रूप में प्रकट हुआ है; मेरे पास बीमारी को उसकी जड़ से ठीक करने का मौका था।

मैं अपने क्लिनिक में जिन रोगियों को देखती हूँ उनमें से अधिकांश तनाव के दौरान अपने त्वचा रोग के बिगड़ने के लिए खुद को जिम्मेदार मान लेते हैं और ऐसे में मैं उन्हें केवल यही सलाह दे सकती हूँ कि वे अपना तनाव कम करें। मैं जानती थी कि वास्तव में उन्हें किसी भी व्यावहारिक तरीकों के साथ सक्षम किए बिना तनाव कम करने के लिए कहना व्यर्थ था। आरटीटी ने आखिरकार मुझे वह रास्ता दे दिया है जिसकी मुझे तलाश थी। मैं इस पुस्तक में त्वचा रोगों के भावनात्मक मूल कारण से निपटने में अपने अनुभवों के साथ-साथ अन्य शानदार आरटीटी चिकित्सकों के अनुभवों को भी साझा करूंगी।

यह मेरे लिए उपचार का अपेक्षाकृत नया क्षेत्र है और मैं किसी भी तरह से आधुनिक एलोपैथिक चिकित्सा का अविश्वास नहीं कर रही हूँ या यह दावा नहीं कर रही हूँ कि यह पध्दति हमेशा काम करेगी। मैं अभी भी अपने रोगियों के लिए आधुनिक एलोपैथिक चिकित्सा का अभ्यास करती हूँ और अक्सर, मैं इसे अच्छी तरह से करने की योग्यता रखती हूँ। यह थेरेपी मैं उन रोगियों के लिए सुरक्षित रखती हूँ जिनका उपचार सफल नहीं हो पाता है या उचित उपचार के बावजूद बीमारी की पुनरावृत्ति होती रहती है। तभी मैं इस बात का एहसास करती हूँ कि मुझे बीमारी के मूल कारण तक पहुँचने की जरूरत है। इस पुस्तक के साथ, मेरा उद्देश्य इस बारे में जागरूकता पैदा करना है कि हम उपचार की विभिन्न शाखाओं को कैसे एकीकृत कर सकते हैं और लोगों को ठीक करने और जीवन में सुधार लाने के सामान्य लक्ष्य के साथ उनका सहज रूप से उपयोग कर सकते हैं।

जब मैं यह परिचय लिख रही थी, एक ९ वर्षीय लड़की को उसकी दादी उसकी त्वचा संबंधी समस्याओं के बारे में परामर्श के लिए मेरी ओपीडी में लेकर आई थी। उसकी दादी ने कहा कि उसकी पोती के कानों में असहनीय खुजली हो रही थी और अचानक कहीं से उसके कान लाल हो गए और दर्द होने लगा। ऐसा हर

२२

कुछ दिनों में एक बार होता है और उस समय उसे संभालना बहुत मुश्किल होता है। उसकी आगे की बात सुनकर मुझे एहसास हुआ कि मेरे लिए यह ब्रह्मांड से एक संकेत था कि मैं सही रास्ते पर थी।

दादी माँ ने कहा, "जब भी घर में कोई झगड़ा होता है या वह किसी को लड़ते या चिल्लाते हुए सुनती है, तो उसके कान लाल हो जाते हैं, खुजली होती है और सूजन हो जाती है। वह एक शर्मीली बच्ची है जो दूसरों के सामने अपनी बात नहीं रख पाती है। " मैंने अपने आप से कहा, "उसकी त्वचा उसके लिए बात कर रही है। बहुत जोर से और स्पष्ट रूप से !!"

(गोपनीयता की दृष्टि से पुस्तक में मरीजों के नाम बदल दिये गये हैं)

हिप्नोथेरपी ऑफ अ चाइल्ड विद वॉर्टस । आर बी नोल. जे देव व्यवहार बाल रोग विशेषज्ञ। १९८८ अप्रैल.

आरटीटी के मेरे अनुभव की कहानी

"जो मैं चाहता हूँ वह भी मुझे चाहता है, मैं जिस ओर बढ़ रहा हूँ वह भी मेरी ओर बढ़ रहा है"

- रूमी

रूमी : जलालुद्दीन रूमी १३वीं सदी के एक लोकप्रिय फ़ारसी कवि थे जो अपने गीतों और आध्यात्मिक दोहों के लिए जाने जाते हैं।

को कोविड लहर के बीच, मैंने आरटीटी पाठ्यक्रम में दाखिला लेने का फैसला किया, लेकिन लागत अधिक थी और जोखिम भी। इसको लेकर मुझे कुछ संदेह भी था । मुझे लग रहा था कि मेरे मरीज़ और अन्य डॉक्टर चिकित्सा के इस नए रूप के बारे में क्या सोचेंगे? क्या इससे एक डॉक्टर के रूप में मेरी विश्वसनीयता तो खत्म नहीं हो जाएगी? हालाँकि, पहली बाधा मेरे पति का विश्वास जितना था। वह एक ईएनटी सर्जन हैं जो साक्ष्य-आधारित चिकित्सा में विश्वास करते हैं, और मुझे चिंता थी कि वह मुझे यह कोर्स करने के लिए मंजूरी नहीं देंगे।

कुछ दिनों तक इस विचार पर लगातार मंथन करने के बाद आख़िरकार मैंने उनसे बात करने का साहस जुटाया। मुझे सुखद आश्चर्य हुआ जब उन्होंने कहा, "यदि आप इस पर विश्वास करती हैं, तो आगे बढ़ें। मैं हर कदम पर आपके साथ हूँ। और कोर्स करने के बाद भी, यदि आपको ऐसा लगता है कि आप इसे आगे नहीं बढ़ाना चाहती हैं या व्यावहारिक रूप से अपने रोगियों पर इसका प्रयोग किसी भी वजह से नहीं कर पाती हो, तो निराश मत होना। ऐसा सोचो जैसे ये एक रुचि के लिए कर रही हूँ।"

यह सुनते ही मैंने राहत की साँस ली। मुझे खुशी है कि उन्होंने मुझे, मेरी आकांक्षाओं और मेरे डर को समझा। उन्होंने मुझे एक अद्भुत सुझाव भी दिया। उन्होंने मुझसे एक मरीज के रूप में प्रत्यक्ष अनुभव प्राप्त करने के लिए सबसे पहले खुद पर एक आरटीटी सत्र आयोजित करने के लिए कहा। मुझे उनका ये विचार पसंद आया, लेकिन इसका मतलब और भी अधिक पैसा निवेश करना था। उन्होंने कहा, "मैं आपके सत्र को प्रायोजित करूंगा क्योंकि मैं नहीं चाहता कि आप किसी ऐसी चीज में पड़ें जिसके लिए आपको बाद में पछताना पड़े।"

मैंने तुरंत एक आरटीटी चिकित्सक की तलाश शुरू कर दी और मुझे एक बहुत ही प्यारी और सक्षम चिकित्सक मिली जो मेरे साथ काम करने के लिए तैयार थी। मुझे त्वचा संबंधी कोई समस्या नहीं थी, इसलिए मैंने उनसे नाखून चबाने की मेरी बचपन की समस्या पर काम करने के लिए कहा। नाखून त्वचा का एक उपांग है, इसलिए मैंने सोचा कि यह एक बेहतरीन शुरुआत होगी। जब से मैंने होश संभाला है, मुझे याद है कि मुझे नाखून चबाने की आदत है। और मुझे ऐसा लगता है कि एक दिन ऐसा भी आएगा कि किसी दिन मेरी सभी दस उंगलियों के नाखूनों को मैं हजम कर जाऊँगी। यह

२६

एक ऐसी आदत थी जिससे मैं काफी समय से छुटकारा पाना चाह रही थी। मैं गुप्त रूप से उन लोगों से ईर्ष्या महसूस करती थी जिनके नाखून खूबसूरती से सजे हुए थे और मैं अपने खूबसूरत नाखूनों को दिखाने के लिए बहुत उत्सुक थी। आरटीटी को एक ही सत्र में अवांछित आदतों और डर से छुटकारा पाने के लिए जाना जाता है और मुझे लगता था कि अब इसका परीक्षण करने का समय आ गया है।

ये सत्र झूम पर आयोजित किया गया था, क्योंकि मेरी चिकित्सक यूके में रहती हैं और यही आरटीटी की खूबसूरती है। दुनिया के किसी भी हिस्से में कोई भी किसी पर भी सत्र आयोजित कर सकता है और यह व्यक्तिगत सत्र जितना ही सफल हो सकता है।

आम लोगों की तरह सम्मोहन चिकित्सा को लेकर मेरे मन में भी कुछ झिझक थी। एक किशोरी के रूप में, मैं एक स्टेज सम्मोहन चिकित्सा सत्र की गवाह थी और मुझे अभी भी लोगों को बंदरों की तरह व्यवहार करते हुए, कच्चे प्याज खाते हुए जैसे कि वे सेब खा रहे थे, और सम्मोहन की स्थिति में उन्हें दिए गए सेलाइन इंजेक्शन पर प्रतिक्रिया नहीं करते हुए देखना स्पष्ट रूप से याद है। मैं उन चीज़ों को अपने सत्र का

हिस्सा नहीं बनाना चाहती थी। लेकिन मेरी उन सारी चिंताओं को मेरे चिकित्सक ने उस समय दूर कर दिया जब उन्होंने मुझे आश्वासन दिया कि आरटीटी सत्र उस चरण सम्मोहन जैसा कुछ नहीं होगा जो मैंने देखा था। उन्होंने मुझे आश्वासन दिया कि मैं हमेशा नियंत्रण में रहूँगी और मैं ऐसा कुछ नहीं करूंगी या ऐसा कुछ नहीं कहूँगी जो मैं नहीं चाहती। उन्होंने मजाक में कहा कि अगर उन्हें लोग मिल जाएं और जैसा वह कहती है वैसा करने लगे तो वह और अन्य सम्मोहन चिकित्सक लोगों से खाली चेक पर हस्ताक्षर करने के लिए कहकर करोड़पति ना बन जाएँ।

उन्होंने समझाया कि सम्मोहन एक आरामदायक स्थिति की तरह महसूस होगा और वास्तव में मैं अधिक जागरूक हो जाऊँगी। उन्होंने कहा कि हम दिन में कई बार सम्मोहन जैसी स्थिति में चले जाते हैं और हमें इसका एहसास भी नहीं होता। जब हम अपने दैनिक मार्ग पर गाड़ी चलाते हैं और हमें पता ही नहीं चलता कि हम अपनी मंजिल तक कैसे पहुँच गए, जब हम फिल्म देख रहे होते हैं और कोई घंटी बजाता है और हम चौंक जाते हैं, तो हम सम्मोहन जैसी स्थिति में होते हैं। इस बात से मुझे शांति महसूस हुई और मैं अपने सत्र के लिए तैयार हो गई। तो आखिरकार, मेरा

सत्र शुरू हुआ और उनकी मधुर आवाज ने मुझे सुकून का एहसास कराया, वे मुझे एक शांत व आरामदायक जगह पर ले गईं। सबसे पहले, मैं कुछ भी कल्पना नहीं कर सकी। मैंने जो कुछ भी देखा वह अंधकार था, लेकिन मेरे चिकित्सक ने कुशलता के साथ सत्र का नेतृत्व किया ताकि मैं अपने नाखून काटने की आदत की जड़ तक पहुँच सकूं।

उस सत्र के दौरान, मैंने खुद को 3 साल के बच्चे के रूप में जीवन में पहली बार स्कूल में प्रवेश करते हुए देखा। हाँ, मैंने स्कूल में अपने पहले दिन के दृश्य को प्रत्यक्ष देखा! मैंने खुद को घबराते हुए कक्षा में प्रवेश करते हुए देखा और मैं अपने छोटे से बच्चे के रूप में उस घबराहट को महसूस कर सकती थी। मेरे चिकित्सक ने मुझे यह बताकर शांत किया कि मैं केवल दृश्य की समीक्षा कर रही थी और उसे दोबारा नहीं जी रही थी। मैंने देखा कि दूसरे बच्चे दिल खोलकर रो रहे थे, लेकिन मैं नहीं रो रही थी। उस उम्र में भी, मैं नहीं चाहती थी कि मेरे रोने की वजह से मेरी माँ शर्मिंदा हो। मैंने अपनी सारी भावनाएँ मन में दबाए रखीं और चुप रही। मुझे अपनी माँ की याद आ रही थी और मैंने पहली बार खुद को अपने नाखून काटते हुए देखा। जब मैंने अपने नाखून काटे तो मुझे एक अजीब सी शांति महसूस

हुई और स्कूल के पहले दिन के अंत तक मैंने अपने सभी १० नाखून काट लिए।

वाह !! क्या सीन है. इसमें कोई आश्चर्य नहीं कि मुझे ऐसा कोई दिन याद नहीं जब मैंने अपने नाखून नहीं काटे होंगे। ऐसा इसलिए था क्योंकि मैं प्री-स्कूल के पहले दिन से ही उन्हें काट रही थी।

सत्र में आगे, मेरे चिकित्सक ने मुझे एहसास कराया कि मैं अब तीन साल की बच्ची नहीं हूँ जिसे अपने नाखून काटकर खुद को शांत करने की जरूरत है। वह मेरे लिए एक रोमाँचक पल था !! मेरे अवचेतन मन ने यह बात समझ ली थी कि मैं अब वह छोटी बच्ची नहीं हूँ जो अपनी भावनाओं को व्यक्त नहीं कर सकती थी। फिर मुझे हल्कापन महसूस हुआ, मानो मेरे ऊपर से कोई बोझ उतर गया हो। उन्होंने मुझसे दोहराने के लिए कहा, "मैं अब वयस्क हूँ, मेरे पास आवाज है, मैं स्वतंत्र हूँ, मैं बोल सकती हूँ और सबसे महत्वपूर्ण बात यह है कि मैं अब किसी पर आश्रित, घबराई हुई या डरी हुई बच्ची नहीं हूँ।"

मुझे तुरंत बदलाव महसूस हुआ. मुझे एक रिकॉर्डिंग दी गई जिसे मुझे अगले २१ दिनों तक सुनना था। सत्र समस्या से छुटकारा पाने में मदद करता है, जबकि रिकॉर्डिंग यह सुनिश्चित करती है कि समस्या वापस न आए। यह एक ज्ञात तथ्य है कि किसी भी नई आदत को विकसित होने में २१ दिन तक का समय लग सकता है (नया शोध ६० दिन सुझाता है)। मैंने अगले २१ दिनों तक ईमानदारी से रिकॉर्डिंग सुनी और तीन सप्ताह के अंत में, मैंने अपने चिकित्सक को अपने सुंदर, लंबे मैनीक्योर किए हुए नाखूनों की एक तस्वीर भेजी। सत्र के बाद से मुझे कभी भी अपने नाखून काटने की इच्छा महसूस नहीं हुई। मुझे ऐसा लगा मानो यह कोई मुद्दा ही नहीं था। मेरी चिकित्सक भी बहुत खुश थी और मैं भी। आख़िरकार मुझे नाखून चबाने की अपनी आजीवन आदत से छुटकारा मिल गया और वह भी एक ही सत्र में !! मैंने बगैर एक पल गँवाए अगले दिन से ही आरटीटी चिकित्सक के रूप में स्नातक होने की अपनी नई यात्रा की शुरुआत कर दी।

मैं जिस दिशा की ओर बढ़ रही थी वह भी मेरी ओर ही बढ़ रही थी।

अध्याय २

त्वचा-मस्तिष्क संबंध

"आपकी बाहरी दुनिया आपकी आंतरिक दुनिया का प्रतिबिंब है।"

- टी. हार्व एकर*

टी. हार्व एकर : एक लेखक और एक प्रेरक वक्ता जो आर्थिक प्रेरणा पर अपने सिद्धांतों के लिए जाने जाते हैं।

त्वचा हमारे शरीर का सबसे व्यापक और सबसे अधिक दिखाई देने वाला अंग है ।

मेरे अनुसार, यह सबसे खूबसूरत अंगों में से एक है (एक त्वचा विशेषज्ञ के रूप में मैं पक्षपाती हो सकती हूँ)। मुझे यकीन है कि हृदय रोग विशेषज्ञ को लगे कि हृदय सबसे सुंदर है। हर एक को अपनी दुनिया सुंदर लगती है। हमारे बाल और नाखून भी त्वचा के उपांग हैं और ये सभी मिलकर कई कार्य करते हैं।

त्वचा तीन परतों से बनी होती है:

१   एपिडर्मिस

२   डर्मिस

३   चमड़ी के नीचे की वसा (सबक्यूटिनियस फैट)

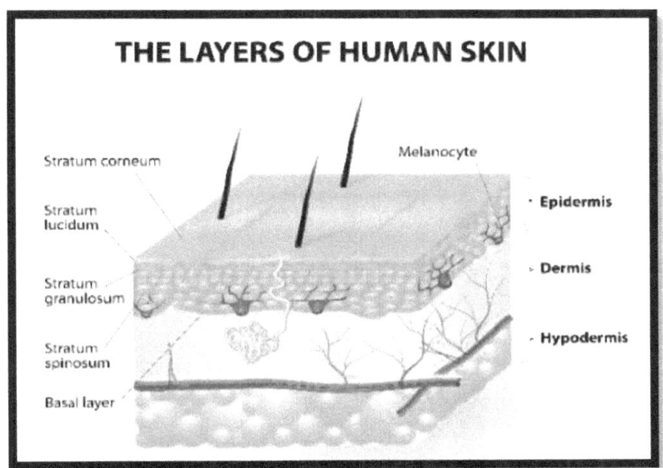

एपिडर्मिस हमारी त्वचा की सबसे बाहरी परत है और यही हम सभी को दिखाई देती है। यह एक जलरोधक अवरोध प्रदान करती है और हमारी त्वचा का रंग इसी से बनता है। डर्मिस, एपिडर्मिस के नीचे होता है और यह कोलैजन और इलास्टिन फाइबर से बना होता है जो हमारी त्वचा को मजबूती और लचीलापन देता है और इस परत में मौजूद नसें हमें बहुत गर्म या बहुत ठंडी किसी भी चीज को छूने से भी बचाती हैं।

सबसे भीतरी परत वसा की होती है और यह एक गद्दे की तरह काम करती है और गिरने पर हमारी माँसपेशियों और हड्डियों को चोट लगने से बचाती है। इसलिए हमारी त्वचा का प्राथमिक कार्य हमें बाहरी वातावरण से बचाना है।

यह जानने के लिए कि गर्भाधान से लेकर त्वचा और दिमाग का आपस में कितना गहरा संबंध है, हम संक्षेप में देखेंगे कि यह कैसे बनता है। जैसे ही भ्रूण माँ के गर्भ में विकसित होता है, वह सबसे पहले तीन परतों वाली संरचना के रूप में दिखाई देता है।

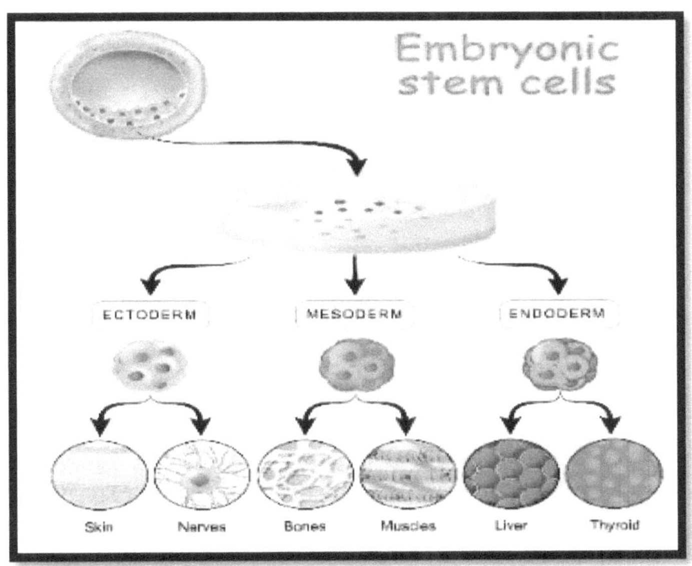

तीन परतें हैं:

१ एण्डोडर्म

२ मीसोडर्म

३ एक्टोडर्म

एंडोडर्म विभिन्न आंतरिक अंगों में विकसित होता है, जैसे कि यकृत, पैन्क्रियाज़ लीवर आदि। मीसोडर्म हड्डियों, माँसपेशियों और संयोजी ऊतक में विकसित होता है। और अनुमान लगाएं कि एक्टोडर्म किसमें विकसित होता है ??

यह केवल दो अंग प्रणालियों, त्वचा और तंत्रिका तंत्र (मस्तिष्क) में विकसित होता है। एक मेडिकल छात्र के रूप में, मैं इस तथ्य को लंबे समय से जानती थी, लेकिन मैंने कभी यह संबंध नहीं बनाया था। गर्भधारण से ही त्वचा और मस्तिष्क का गहरा संबंध है। इसमें कोई आश्चर्य की बात नहीं है कि हमारी त्वचा हमारे विचारों, भावनाओं और अनुभूतियों पर इतनी शीघ्रता से प्रतिक्रिया करती है।

याद रखें कि जब हम कुछ असाधारण देखते हैं तो हमारी त्वचा पर रोंगटे खड़े हो जाते हैं, जब कोई हमारी तारीफ करता है तो हमारे गालों पर लाली आ जाती है। यह हमारी त्वचा है जो हमारी भावनाओं और विचारों पर प्रतिक्रिया व्यक्त करती है। हमारी त्वचा हमारी आंतरिक भावनाओं को प्रतिबिंबित करने का काम करती है।

३८ वर्षीय विवाहित महिला स्मिता पिछले ६ महीने से सोरायसिस का इलाज करा रही थी। सोरायसिस सिर की त्वचा पर तीव्र पपड़ी और खुजली के रूप में शुरू हुआ और धीरे-धीरे उसके शरीर पर भी दिखाई देने लगा। उस पर इलाज का अच्छा असर होता था, लेकिन फिर अचानक उसकी पीठ और पेट पर नए घाव उभर आते थे। वह भी काफी तनाव में लग रही थी और मैंने उसकी

स्थिति के लिए आरटीटी के संबंध में उससे बात करने का फैसला किया। मैंने उसे इसके बारे में सोचने के लिए कहा और मैंने उसे आरटीटी के बारे में अधिक जानने के लिए वीडियो के कुछ लिंक दिए। कुछ दिनों के बाद, उसने मुझे संदेश भेजा कि वह सोरायसिस का मूल कारण जानने में रुचि रखती है और मेरे साथ आरटीटी सत्र करना चाहती है। मैं भावनात्मक मूल कारण तक पहुँचने की भी उम्मीद कर रही थी और हमने ये सत्र को अगले ३ से ४ दिनों में रखने का फैसला किया। शुरुआती ३० मिनट की इन्टेक कॉल करने के बाद मैंने सत्र की तैयारी की, जहाँ मुझे उसकी समस्या के बारे में और उसके पारिवारिक जीवन के बारे में अधिक जानकारी मिली।

यह सत्र मैंने अपने क्लिनिक में व्यक्तिगत रूप से किया, क्योंकि उसने कहा कि वह ऑनलाइन की तुलना में इसे इस तरह से करने में अधिक सहज थी। सेशन शुरू होने से पहले वह थोड़ी घबराई हुई लग रही थीं। वह इस बात को लेकर चिंतित थी कि अगर हम मूल कारण तक नहीं पहुँच पाए तो क्या होगा और अगर वह कुछ भी नहीं देख पा रही है तो क्या होगा? मैंने उसे आश्वस्त किया कि सत्र से पहले ऐसा महसूस होना स्वाभाविक है। मैं अपने पहले सत्र से पहले भी ऐसी ही

थी। उसे चिंता करने की कोई बात नहीं थी क्योंकि मारिसा ने जो प्रोटोकॉल तैयार किया है वह पूर्ण रूप से प्रमाणिक है और उसने हमें कई अविश्वसनीय उपकरणों के साथ मूल कारण तक पहुँचने में सक्षम बनाया है। मुझे मारिसा के प्रोटोकॉल और अपने प्रशिक्षण पर पूरा भरोसा था और हमने सत्र शुरू किया।

सत्र की गहराई में, उसने एक दृश्य देखा जहाँ उसे अपनी सास द्वारा अपमानित महसूस होता था। वह बहुत रोने लगी और मैंने उसे यह सब बाहर निकालने की अनुमति दी। मारिसा कहती हैं, "जहाँ आँसू बहते हैं, वहाँ उपचार शुरू होता है"। हेनरी मौडस्ले के शब्दों में, "जिस दुःख का आँसुओं में कोई निकास नहीं है वह अन्य अंगों को रुला सकता है।" बहुत से त्वचा रोगों में घाव रोते हैं और कभी-कभी सोरायसिस के घाव भी एक्जिमा की तरह रोते हैं। सब कुछ उजागर करने के बाद जब उसे बेहतर महसूस हुआ, तो हमने सत्र जारी रखा। उसने कई दृश्य देखें जहाँ उसकी सास उसे ताना मार रही थी और फिर हम एक दृश्य में गए जहाँ से यह सब शुरू हुआ। उनके पति नेवी में थे और ६ महीने घर पर रहने के बाद उन्हें ६ महीने के लिए बाहर जाना पड़ा। वह चाहती थी कि उसका पति उसके साथ रहे। वह चिंतित थी कि वह अपने पति की अनुपस्थिति में अपनी सास को कैसे

संभालेगी और तभी सोरायसिस की समस्या सामने आई। पति को थोड़ी देर और रुकने का बहाना देकर उसकी मदद करने की कोशिश सोरायसिस कर रहा था। यह उसकी रक्षा करने की कोशिश कर रहा था।

वह उसका यूरेका पल था।

मारिसा का मानना है कि हम जो नहीं समझते हैं उसे ठीक नहीं कर सकते हैं और अब जब हमें यह समझ आ गया है कि उसे यह बीमारी क्यों है, तो इसका उपचार करना आसान था।

जोसेफ मर्फी अपनी पुस्तक 'द पावर ऑफ योर सबकॉन्शियस माइंड' में कहते हैं, 'एक बार जब अवचेतन मन किसी विचार को स्वीकार कर लेता है, तो वह उस पर अमल करना शुरू कर देता है। यह एक दिलचस्प और सूक्ष्म सत्य है कि अवचेतन मन का नियम, अच्छे और बुरे विचारों के लिए समान रूप से काम करता है। यह विचार जब नकारात्मक रूप से लागू किया जाता है, विफलता, हताशा और नाखुशी का कारण बनता है।' स्मिता के मन ने भी मान लिया था कि उसे अपनी सास से सुरक्षा चाहिए और इसके लिए उसे अपने पति का साथ चाहिए। उसके अवचेतन ने उसे रोकने की पूरी कोशिश की।

३९

दीपक चोपड़ा ने ठीक ही कहा है, "यदि आप जानना चाहते हैं कि अतीत में आपके विचार कैसे थे, तो आज अपने शरीर को देखें। यदि आप जानना चाहते हैं कि भविष्य में आपका शरीर कैसा दिखेगा, तो आज अपने विचारों पर नज़र डालें"।

*__जोसफ मर्फी__ : प्रसिद्ध पुस्तक " द पावर ऑफ सब्कान्शस माइन्ड" के लेखक।

अध्याय ३

क्या आपकी त्वचा की बीमारी आपकी रक्षा कर रही है ?

"आपके शरीर की प्रत्येक कोशिका आपके विचारों पर नज़र रख रही है,"

\- दीपक चोपड़ा

दीपक चोपड़ा : एक भारतीय अमेरिकी लेखक और वैकल्पिक दवाओं में सबसे प्रसिद्ध हस्तियों में से एक।

कनाडा की एक ५२ वर्षीय महिला एनका बिटिर, टोरोंटो मे १५ वर्षों से एक नर्स प्रैक्टिशनर के रूप में काम कर रही थी और पहले १० वर्षों तक अपनी नौकरी से काफी खुश थी। पिछले पाँच साल उनके लिए कठिन थे क्योंकि उनकी नौकरी मे लंबे समय तक काम करना पडता था, कोई ब्रेक नहीं और काम का बोझ भी था। उसके कार्यस्थल का वातावरण भी बहुत असहनीय होता जा रहा था और वह निराश महसूस कर रही थी, यह सोचकर कि वह जीवन भर के लिए इस नौकरी में फँस गई है। उसने सोचा, मेरे जैसी नर्स अस्पताल में काम करने के अलावा और क्या कर सकती है? उसने इसे किस्मत समझकर इस स्थिति को स्वीकार कर लिया था और इससे नाखुश भी रहती रही और फिर कोविड आ गया।

उसकी सेवाएँ अस्पताल ने बंद कर दी और उसे अगली सूचना तक काम पर न आने के लिए कहा गया।

महीनों तक वह घर पर रही और हर दिन उस तनाव से न गुजरना उसे स्वर्ग जैसा महसूस होता था। उसे इस आरामदायक माहौल की आदत सी हो गई थी और वह इसका आनंद ले रही थी। अफ़सोस, वह अच्छा समय ज़्यादा समय तक नहीं टिक सका और उसे वापस काम पर रिपोर्ट करना पड़ा। वह इसके लिए बिल्कुल भी उत्सुक नहीं थी और

उसने यह बात अपने पति को भी बताई, लेकिन उन्होंने उसे याद दिलाया कि उनकी वित्तीय परिस्थितियों के कारण उन्हें काम पर वापस जाना जरूरी था। उसने खुद को वापस काम में शामिल होने के लिए मजबूर किया और कुछ ही दिनों के भीतर, जून २०२० में, उसने देखा कि उसकी हथेलियों में दाने निकल आए हैं।

उसने यह भी देखा कि जब काम का बोझ बदतर हो गया, तो उसके शरीर पर बने चकत्ते भी बदतर हो गए। हालात इतने ख़राब हो गए कि उसे काम करना बंद करना पड़ा। उसे अपने त्वचा विशेषज्ञ से पस्टुलर सोरायसिस का निदान मिला। उसे इतना दर्द हो रहा था कि वह उनके साथ कुछ भी नहीं कर पा रही थी। उसे अस्पताल में काम करना बंद करना पड़ा। एक बार फिर, वह घर वापस आ गई और आरामदायक माहौल ने उसकी त्वचा की स्थिति में मदद की। वह यह जानने के लिए ध्यान करने लगी कि यह कौन सा रास्ता है। सोरायसिस से उसे अनुभव हो रहा था और उसे लगा कि कोई न कोई कारण है जिसकी वजह से उसे यह बीमारी हुई है, और यह कुछ ऐसा है जिसे वह अभी खुद समझ नहीं पा रही है। लेकिन समय के साथ उसे पता चल जाएगा कि ऐसा क्यों है। उन्होंने इसे सकारात्मक रूप से लिया और प्रति सप्ताह केवल दो दिन काम करना शुरू कर दिया। उन्होंने कच्चा भोजन आहार भी शुरू कर दिया,

अपने आहार से ग्लूटेन को पूरी तरह से हटा दिया, विटामिन डी की खुराक ली और अगस्त २०२० तक उनकी हथेलियाँ वापस सामान्य हो गई।

उसने सोचा कि यह उसकी पीड़ा का अंत है, लेकिन उसकी खुशी लंबे समय तक नहीं रही। उसके कार्यालय ने उसे पूर्णकालिक रूप से वापस शामिल होने के लिए बुलाया। जैसे ही वह उसी कठिन माहौल में वापस आई, सोरायसिस और भी बदतर स्थिति में वापस आ गया।

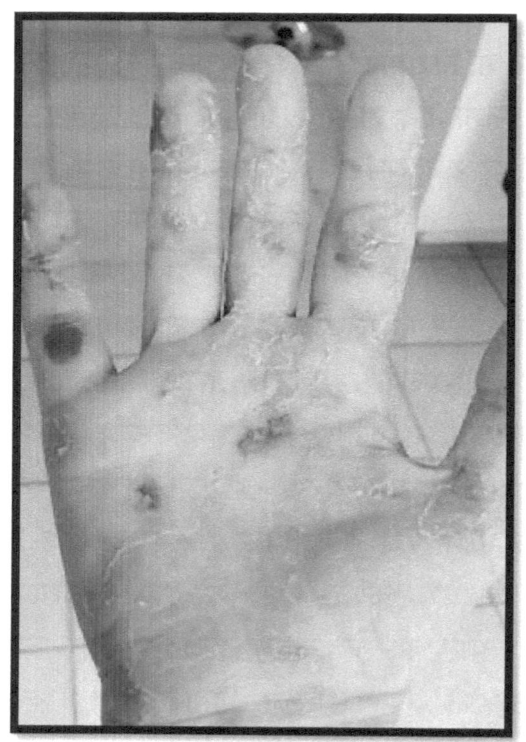

उसके पति को एहसास हुआ कि उसके साथ कुछ गड़बड़ है उन्होंने उसे दूसरी नौकरी तलाशने की सलाह दी। उसके त्वचा विशेषज्ञ ने उसे बताया कि इसे नियंत्रित करने के लिए उसे एक इम्यूनोसप्रेसेन्ट की आवश्यकता है । परीक्षणों के परिणामों की प्रतीक्षा करते समय ध्यान के दौरान उसने खुद से कहा, "मेरी मदद करने की कोशिश करने के लिए धन्यवाद सोरायसिस। मुझे पता है कि आप मेरी रक्षा करने और मुझे सुरक्षित रखने के लिए यहाँ हैं, लेकिन मुझे अब आपकी ज़रूरत नहीं है। मैं अब सुरक्षित स्थान पर हूँ। मुझे विश्वास है कि मैं तुम्हारे बिना काम चला सकती हूँ। मैं तुम्हें जाने दे रही हूँ।"

कुछ ही समय में उसकी त्वचा पूरी तरह ठीक हो गई।

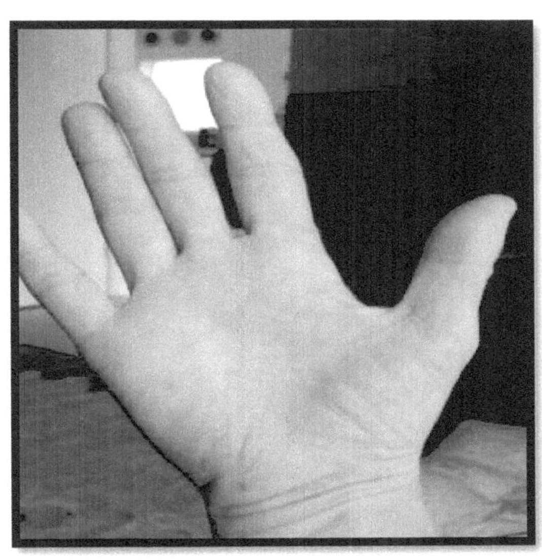

उसे घर से काम करने की नौकरी मिली और उसे एहसास हुआ कि स्व-उपचार का यह अनुभव कुछ ऐसा था जिसे वह दूसरों को भी अनुभव कराना चाहती थी। उसे मारिसा और आरटीटी मिले। और तभी उसने बिंदुओं को जोड़ा कि सबसे पहले सोरायसिस क्यों हुआ और यह ठीक क्यों हुआ।

जरा इस बात की कल्पना कीजिए कि एनका की त्वचा उसकी रक्षा करने की कोशिश क्यों कर रही थी! क्योंकि बाहरी वातावरण से हमारी रक्षा करना त्वचा का प्राथमिक कार्य है। क्या यह आश्चर्य की बात नहीं है कि यह बात कितनी सरल है ?

वह अब टोरोंटो, कनाडा में एक शानदार आरटीटी चिकित्सक है, जो लोगों को उनके अवचेतन मन की शक्ति से ठीक होने में मदद करती है। वह इतनी उदार थी कि उसने हमारे अवचेतन मन की शक्ति के बारे में जागरूकता पैदा करने के लिए अपनी कहानी चित्रों के साथ साझा की।

इसलिए जो कोई भी किसी पुरानी त्वचा की बीमारी या यहाँ तक कि मुँहासे या मेलासमा या पिगमेंटेशन जैसी सामान्य समस्या से पीड़ित है, अपने आप से पूछें, "यह मेरी कैसे मदद करने की कोशिश कर रहा है? यह मेरे लिए क्या करने की कोशिश कर रहा है?" आप महसूस कर सकते हैं कि त्वचा संबंधी समस्या तब प्रकट हुई जब आप अपने

व्यक्तिगत जीवन में कुछ उथल-पुथल से गुजर रहे थे और भले ही आपका जीवन सामान्य हो गया हो, त्वचा संबंधी समस्या बनी हुई है।

मारिसा अक्सर एक लड़की का उदाहरण देती है जिसे सूरज से एलर्जी थी। यह इतना बदतर था कि उसे बाहर जाना पूरी तरह से बंद करना पड़ा। उसे दिन के दौरान घर के अंदर रहना पड़ता था और खिड़कियों से आने वाली रोशनी भी उस पर असर कर रही थी। उनकी कहानी मेरे दिमाग में घर कर गई है। आरटीटी सत्र के दौरान, उसके अवचेतन ने एलर्जी का कारण बताया।

उसकी कहानी इस प्रकार है। उनके पिता एक किसान थे और अक्सर खेती के काम में उससे मदद माँगते थे। उसे ऐसा करना पसंद नहीं था, लेकिन वह अपने पिता को मना नहीं कर सकती थी। एक दिन, उसके शरीर पर दाने हो गए और स्थिति दिन-ब-दिन बदतर होती जा रहा थी। उसे एक डॉक्टर के पास ले जाया गया जिसने इसे सूरज की किरणों से एलर्जी बताया और उसके पिता से कहा कि उसे सूरज की रोशनी से दूर रहना होगा अन्यथा यह बीमारी बढ़ सकती है। इसलिए छोटी सी लड़की को अब खेत पर काम नहीं करना पड़ता था और उसे यह पसंद था, लेकिन अब स्कूल जाना भी उसके लिए एक समस्या बन गया गई थी   और

वह घर से बाहर भी नहीं निकल सकती थी। उसकी ख़ुशी दुःख में बदल गई और वह इसके बारे में कुछ नहीं कर सकी। उसके अवचेतन मन का मानना था कि वह यह एलर्जी चाहती थी, क्योंकि इससे उसे खुशी हाँसिल हुई थी।

हमारे दिमाग का काम हमें जीवित रखना और हमें सुरक्षित रखना है और उसके दिमाग ने सोचा कि वह खेत का काम न करने में सुरक्षित और आरामदायक थी और वास्तव में यही हुआ।

क्या आपने कभी सोचा है कि हमें अपने सुकून की दुनिया से बाहर आना क्यों मुश्किल लगता है? जब भी हम असुरक्षित या अनिश्चित महसूस करते हैं तो हमारा अवचेतन मन हमें उस स्थिति से बहुत दूर ले जाना चाहता है। इसका कारण यह है कि हमारे पास अभी भी एक आदिम दिमाग है जो हमें जीवित और सुरक्षित रखना चाहता है। यह परिचित से प्रेम करता है और अपरिचित से घृणा करता है। मानव विकास के शुरुआती दिनों में, जीवित रहना ही एकमात्र लक्ष्य था, क्योंकि मनुष्य किसी जंगली जानवर का अगला भोजन हो सकता था। हालाँकि अब हमें अपने दैनिक अस्तित्व के बारे में चिंता करने की ज़रूरत नहीं है, हमारा आदिम अवचेतन मन अभी भी सुरक्षित महसूस करने की चाहत में लौट आता है। इसकी सुरक्षा के लिए कोई भी छोटा

सा खतरा जीवित रहने की प्रवृति को सामने लाएगा और अवचेतन मन अपनी शक्ति में आपको उस स्थिति से बाहर निकालने के लिए कुछ भी और सब कुछ करेगा। भले ही इसका मतलब आपको कोई बीमारी देना हो।

एक बहुत ही दिलचस्प मामला एक बहुत ही कुशल आरटीटी चिकित्सक, रेचल क्लेयर फर्नसवॉरथ के एक मरीज का है। उसने मेरे साथ साझा किया कि उसके मरीज के पेट पर अचानक दाने निकल आए थे। उसने मूल कारण का पता लगाने के लिए आरटीटी करने का निर्णय लिया। सत्र में जो कुछ सामने आया वह वास्तव में हमें बताती है कि हमारी त्वचा और दिमाग हमारी रक्षा करने की कितनी कोशिश करते हैं। उसका दिमाग उसे एक दृश्य में ले गया जहाँ उसने क्रॉप टॉप पहने हुए अपना वीडियो सोशल मीडिया पर अपलोड किया था। उसका पेट दिख रहा था और उसके दिमाग ने फैसला किया कि सोशल मीडिया पर खुद को एक्सपोज करना उसके लिए सुरक्षित नहीं था। उनका मानना था कि सोशल मीडिया पर खुद को एक्सपोज करना सुरक्षित नहीं है।

आप अंदाजा लगाइए कि क्या हुआ होगा जब उसका सचेत व्यवहार उसकी अवचेतन मान्यताओं के अनुरूप नहीं था !! अवचेतन ने उसके पेट पर दाने देकर उसे संभालने और

उसकी रक्षा करने का फैसला किया, जिससे वह क्रॉप टॉप में खुद को उजागर करने से बच सके।

सत्र में जो कुछ सामने आया उससे रेचल और उसके मरीज दोनों आश्चर्यचकित थे। उसके मरीज ने कभी नहीं सोचा था कि यह कारण भी हो सकता है। और अब जब मूल कारण उसे पता चल गया, तो सत्र के दौरान इसे बदलना आसान हो गया। यह कोई आश्चर्य की बात नहीं थी कि दाने जल्द ही गायब हो गए और फिर कभी वापस नहीं आए। क्या यह वाकई दिलचस्प नहीं है कि हमारा दिमाग कैसे काम करता है!!

याद रखिये: *आपका अवचेतन मन हमेशा आपके विचारों को सुनता और सुनता ही रहता है। यह कभी नहीं सोता।*

अध्याय ४

अवचेतन मन हमारे जीवन को कैसे नियंत्रित करता है

"जो कुछ भी हम अपने अवचेतन मन में रोपते हैं और दोहराव और भावना के साथ पोषण करते हैं, वह एक दिन वास्तविकता बन जाएगा।"

- अर्ल नाइटिंगेल

अर्ल नाइटिंगेल: एक अमेरिकी रेडियो वक्ता और लेखक हैं जो अपने ५ मिनट के रेडियो कार्यक्रम "हमारी बदलती दुनिया" के लिए जाने जाते हैं।

रीटा, एक २८ वर्षीय विवाहित महिला, पिछले कुछ महीनों से अपने पूरे शरीर पर खुजली वाले लाल चकत्ते (रैशेज़) का इलाज कराने के लिए मेरे क्लिनिक में आई थी। उन्होंने इसके लिए काफी इलाज भी करवाया, लेकिन उन्हें अपने रैशेस में कोई सुधार नहीं दिखा। उसने मुझे अपने पिछले परामर्श पत्रों की एक बड़ी फ़ाइल सौंपी और मुझे एहसास हुआ कि उसके साथ उचित उपचार किया गया था। समुचित इलाज के बावजूद भी वह कोई जवाब नहीं दे रही थी और बहुत परेशानी में थी। यह वह समय था जब मैंने आरटीटी सीखना शुरू ही किया था और मैंने अभी तक आरटीटी मे ग्रेजुएशन भी नहीं किया था, लेकिन मुझे एहसास हुआ कि उसके दाने के लिए एक अवचेतन भावनात्मक कारण होना चाहिए और मैंने इस संबंध में उससे बात करना शुरू कर दिया। मैंने उससे पूछा कि जब यह दाने शुरू हुए तो उसके जीवन में क्या हो रहा था। उनके अपने पति के साथ कैसे रिश्ते थे, क्या वह किसी बात को लेकर तनाव में थीं? मैंने उससे कहा, "यह दाने तुम्हारे जीवन को दयनीय बना रहा है। मैं देख सकती हूँ कि तुम इससे व्यथित हो, लेकिन क्या इसकी कोई दूर-दूर तक संभावना है कि इससे तुम्हें किसी भी तरह की मदद भी हो रही है?"

यह सुनकर वह हैरान रह गई, लेकिन मैंने उसे समझाया कि वह जानबूझकर ऐसा नहीं कर रही है, लेकिन कोई अवचेतन कारण हो सकता है जिसके बारे में उसे जानकारी नहीं है। फिर उसने आगे जो कहा वह चौंकाने वाला था। उन्होंने बताया कि वह अपने पति और दो बच्चों के साथ एक छोटे से घर में रहती हैं। उसका पति उससे शारीरिक संबंध बनाए रखने के मामले में बहुत डिमाँडिंग है। उसने कहा कि वह हर दिन सेक्स की माँग करता है और यहाँ तक कि दोपहर में जब बच्चे स्कूल में होते हैं तब भी वह इसके लिए घर आता है। उसे उसके व्यवहार से घृणा महसूस हुई और उसने चाहा कि वह उसे कभी न छुए। यह लंबे समय तक चलता रहा और आखिरकार जब उसे यह दाने हुए तो उसके पति को डर लगा कि यह संक्रामक है और कहीं यह उसे न हो जाए। उसे अब अपनी पत्नी को छूने में कोई दिलचस्पी नहीं थी।

उन्होंने कहा कि कहीं न कहीं वह इस दाने के लिए कृतज्ञ हैं क्योंकि उनके पति अब उन्हें बिल्कुल भी परेशान नहीं कर रहे हैं। वह कुछ हद तक डरी हुई भी थी कि अगर चकते ठीक हो गए तो उसे दोबारा तकलीफ झेलनी पड़ सकती है। उसका अवचेतन मन उसके दाने को ठीक होने की अनुमति नहीं दे रहा था। आख़िरकार, हमारे अवचेतन मन का सबसे महत्वपूर्ण काम हमें सुरक्षित रखना है और

त्वचा का काम हमारी रक्षा करना है। उसके शरीर पर दाने निकल आए, क्योंकि उसका अवचेतन मन और त्वचा उसे सुरक्षित रखना चाहते थे।

तो वास्तव में यह सर्वशक्तिमान अवचेतन मन क्या है जो हमारे जीवन के ९५% हिस्से पर शासन करता है। मैं अवचेतन और चेतन मन की अवधारणा को सरल बनाना चाहूँगी। यह समझना महत्वपूर्ण है, क्योंकि आरटीटी अवचेतन स्तर पर काम करता है। अवचेतन या अचेतन शब्दों के प्रयोग को लेकर थोड़ा भ्रम या विवाद है। इन शब्दों का प्रयोग परस्पर उपयोग किया जाता है। इसे सरल रखने के लिए, हम केवल अवचेतन और चेतन मन के बारे में बात करेंगे।

डॉ. ब्रूस लिप्टन पीएचडी, एक अमेरिकी जीवविज्ञानी हैं, जो एपिजेनेटिक्स पर अपने विचारों के लिए जाने जाते हैं और "द बायोलॉजी ऑफ बिलीफ" पुस्तक के लेखक हैं, उनका मानना है कि यह दो दिमाग एक गतिशील जोड़ी बनाते हैं। जब वे एक साथ काम करते हैं, तो चेतन मन कुछ विशिष्ट बिंदुओं पर ध्यान केंद्रित करता है, उदाहरण के लिए-आपको बुधवार को एक प्रेजेंटेशन देना है तो इसमें आपका चेतन मन व्यस्त रहेगा, उसी समय अगर आप अपना दोपहर का भोजन बना रहे हैं और कोई सावधानी भी नहीं बरत रहे हैं

५४

तो भी आप बगैर अपना हाथ जलाए अपना खाना आराम से बना लेंगे। हमारे मन का ये भाव (या हमारे दिमाग की दो गतिशील जोड़ियाँ) हमें कई मुश्किलों से बचाने में हमारी मदद करता है। एक सरल उदाहरण के लिए, इस बात को समझने का प्रयास करें, उस पहले दिन को याद करें जब आप ड्राइविंग सीखने के लिए ड्राइवर की सीट पर बैठे थे। आप अपनी आँखें सड़क पर रखते हुए सचेत रूप से हर कदम उठा रहे थे। आपको बगल से आने वाले किसी व्यक्ति का भी ध्यान रखना था या आपको अपनी कार को किस गियर में रखना है, गति सीमा पर ध्यान देना था और यह सब करते समय, शांत और संयमित रहने का प्रयास करना था क्योंकि आप ट्रैफ़िक से गुज़र रहे थे। इन सभी व्यवहारों को आपके दिमाग में प्रोग्राम करने में कम से कम कुछ सप्ताह अवश्य लगे होंगे।

आज आप कार में बैठें, उसे चालू करें और सचेत रूप से अपनी अगली सप्ताहाँत पार्टी की योजना बनाएं क्योंकि अवचेतन मन उन सभी जटिल कौशलों को शामिल करता है जिनकी आपको ट्रैफ़िक के माध्यम से सफलतापूर्वक नेविगेट करने के लिए आवश्यकता होती है। आपको ड्राइविंग की याँत्रिकी के बारे में सोचने की भी ज़रूरत नहीं है। आप पार्टी के लिए किए जाने वाले सामान की लिस्ट बनाने में इतने मशगूल हो गए हैं कि आपने अपनी ड्राइविंग पर भी

ध्यान नहीं दिया और फिर भी सुरक्षित तरीके से अपनी मंजिल पर पहुँच गए। यदि आप होशपूर्वक कार नहीं चला रहे थे, तो कौन चला रहा था? इसका उत्तर है आपका अवचेतन मन।

दूसरा उदाहरण एक बच्चे का है जो चलना सीख रहा है। प्रारंभ में, प्रत्येक कदम का वह अनुमान लगाता है और अगला कदम उठाने से पहले बहुत सोच-विचार करता है। वह अपने आप को अच्छी तरह से संतुलित करने की कोशिश करता है और चारों ओर देखता भी है कि गिरने की स्थिति में वह क्या संभाल पकड सकता है। यह कुछ दिनों तक चलता रहता है और एक दिन न्यूनतम सचेत प्रयास के साथ उसके लिए अपने पैरों पर चल पाना एक अवचेतन कार्य बन जाता है।

जैसे-जैसे मनुष्य विकसित हुए उनके सामने चुनौती यह थी कि जीवित रहने और अपने समुदाय का हिस्सा बनने के लिए उन्हें बहुत कुछ तेजी से सीखना पड़ा। इसी आवश्यकता ने हमारे मस्तिष्क को व्यवहारों, विश्वासों और आदतों के संबंध में एकत्र अनगिनत जानकारियों को हमारी स्मृति में तेजी से डाउनलोड करने की क्षमता प्रदान की। इसे बेहतर ढंग से समझने के लिए, हम इलेक्ट्रोएन्सेफलोग्राम (ईईजी) द्वारा मापी गई मस्तिष्क की विद्युतीय गतिविधि को देख

सकते हैं।

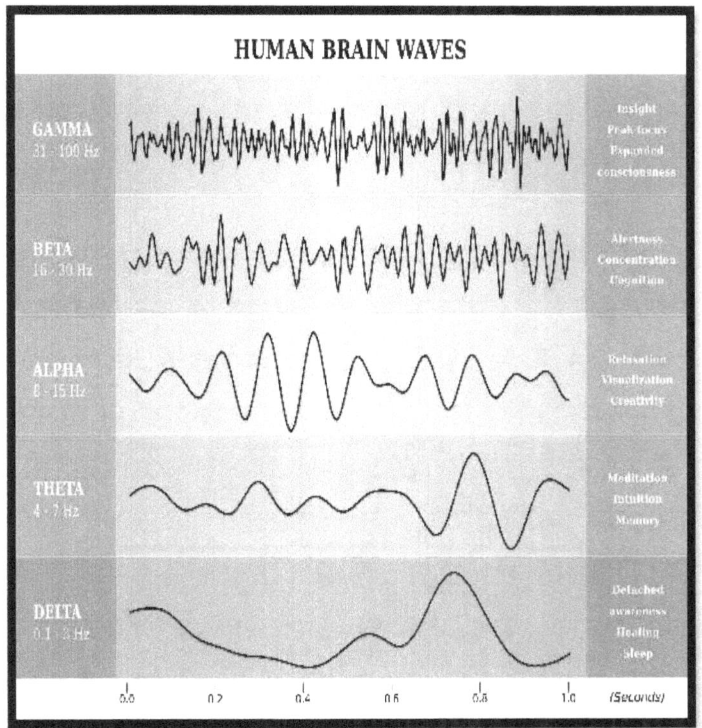

जैसा कि ब्रूस लिप्टन ने अपनी पुस्तक 'द बायोलॉजी ऑफ बिलीफ' में उल्लेख किया है, जन्म और दो वर्ष की आयु के बीच, मानव मस्तिष्क मुख्य रूप से सबसे कम ईईजी आवृत्ति पर काम करता है, जिसे डेल्टा तरंगों के रूप में जाना जाता है। जैसे-जैसे बच्चा बढ़ता है (२ से ६ वर्ष), वह ईईजी गतिविधि के उच्च स्तर पर अधिक समय बिताना

शुरू कर देता है जिसे थीटा कहा जाता है। सम्मोहन चिकित्सक अपने मरीज की मस्तिष्क गतिविधि को थीटा में छोड़ देते हैं क्योंकि ये कम आवृत्ति वाली मस्तिष्क तरंगें उन्हें अधिक सुझाव देने योग्य और प्रोग्राम करने योग्य स्थिति में डाल देती है।

क्या आपने कभी सोचा है कि बच्चे इतनी जल्दी नई भाषाएँ कैसे सीख लेते हैं? ऐसा इसलिए है क्योंकि वे उन आवृत्तियों पर काम करते हैं जो उन्हें अपने वातावरण में पनपने के लिए आवश्यक अविश्वसनीय मात्रा में जानकारी डाउनलोड करने में सक्षम बनाती हैं। छोटे बच्चे अपने माता-पिता और आसपास की गतिविधियों का निरीक्षण करते है और सांसारिक ज्ञान को सीधे अपनी अवचेतन स्मृति में डाउनलोड करते है। ६ वर्ष की आयु तक के छोटे बच्चे स्वाभाविक रूप से सम्मोहन जैसी स्थिति में होते हैं और अपने माता-पिता और अपने आसपास के लोगों के व्यवहार और विश्वासों को डाउनलोड कर रहे होते हैं। और इसका परिणाम यह होता है कि वे अपने माता-पिता के व्यवहार और मान्यताओं को अपना बना लेते हैं। उदाहरण के लिए अगर माँ को कीड़ों से डर लगता है और अगर वह इस डर को बच्चे के सामने बार-बार प्रदर्शित करती है, तो इस बात की बहुत अधिक संभावना है कि बच्चा भी कीड़ों से डरेगा। जबकि यदि माता-पिता कीड़ों के आसपास शांत और धैर्यवान

बने रहते हैं, तो बच्चा भी वही व्यवहार सीखेगा और उनको देखकर परेशान नहीं होगा।

डॉ. लिप्टन का मानना है कि जैसे-जैसे हमारी उम्र बढ़ती है, हम उच्च आवृत्ति अल्फा तरंगों की बढ़ती उपस्थिति के साथ बाहरी प्रोग्रामिंग के प्रति कम संवेदनशील हो जाते हैं। अल्फा गतिविधि शांत चेतना की स्थिति की तरह है। लगभग १२ वर्ष की आयु में, बच्चे की ईईजी और भी अधिक आवृत्ति की निरंतर अवधि दिखाना शुरू कर देती है जिसे बीटा तरंगें कहा जाता है। इन्हें 'सक्रिय या केंद्रित चेतना' की विशेषता होती है, मस्तिष्क की एक प्रकार की गतिविधि जो किताबें पढ़ने के लिए उपयोगी होती है। ईईजी गतिविधि की उच्चतम अवस्था गामा तरंगें चरम प्रदर्शन की अवस्थाओं के दौरान शुरू होती हैं, जैसे कि जब पायलट किसी विमान को उतारने की प्रक्रिया में हों या कोई पेशेवर निशानेबाज किसी लक्ष्य पर निशाना साधने में लगा हो।

हमारा अवचेतन मन एक विशाल तिजोरी या मेमोरी बैंक की तरह है। इसकी क्षमता वस्तुतः असीमित है और यह हमारे साथ होने वाली हर चीज़ को स्थायी रूप से संग्रहीत करता है। जब हम २१ वर्ष की आयु तक पहुँचते हैं, तो हम पहले से ही संपूर्ण ब्रिटानिका विश्वकोश से भी सौ गुना की सामग्री जितनी जानकारी स्थायी रूप से संग्रहीत कर चुके होते हैं।

सम्मोहन के तहत, लोग अक्सर पचास साल पहले की घटनाओं को पूर्ण स्पष्टता के साथ याद कर सकते हैं। हमारी चेतन स्मृति के विपरीत, हमारी अवचेतन स्मृति वस्तुतः पूर्ण होती है। हमारे अवचेतन मन का कार्य डेटा को संग्रहीत और पुनः प्राप्त करना है। इसका काम यह सुनिश्चित करना है कि हम ठीक उसी तरह प्रतिक्रिया दें जिस तरह हमें प्रोग्राम किया गया है।

जब बच्चे किशोरावस्था में पहुँचते हैं, तो उनका अवचेतन मन जानकारी से भरा होता है, जिसमें खाने के बुनियादी ज्ञान से लेकर यह ज्ञान भी शामिल होता है कि अगर उनके माता-पिता ने इसे दोहराया है तो वे अपने जीवन में कभी भी कुछ भी अच्छा नहीं कर पाएंगे। यह जागरूक पालन-पोषण की शक्ति है। एक बच्चा यह विश्वास करते हुए बड़ा हो सकता है कि वह जो कुछ भी ठान लेता है वह कर

सकता है और वही दूसरी और यह विश्वास कर सकता है कि वह अपने जीवन में कुछ भी महत्वपूर्ण नहीं कर पाएगा। इन दोनों विचारों के बीच एकमात्र अंतर यह होगा कि उनके माता-पिता और शिक्षकों ने वर्षों से उनके अवचेतन मन में क्या डाला है।

तो हम इन नकारात्मक मान्यताओं से कैसे छुटकारा पाएं जो हमारे अवचेतन मन में गहरी जड़ें जमा चुकी हैं?

डॉ. ब्रूस के अनुसार, अवचेतन मन में जानकारी अपलोड करने के केवल दो तरीके हैं। पहला है सम्मोहन से और दूसरा है दोहराव से।

सम्मोहन के उपयोग के साथ आरटीटी अवचेतन मन तक पहुँच प्राप्त करती है जहाँ बचपन की ये सभी मान्यताएं संग्रहीत की गई हैं और समझें कि उनके अवांछित व्यवहार क्या चल रहे हैं और, शक्तिशाली सुझावों के माध्यम से, उन्हें उन मान्यताओं से मुक्त करते है जो उन्हें पीछे खींच रही हैं।

हालाँकि मैंने अवचेतन मन की शक्ति का वर्णन किया है, मैं इस बात पर ज़ोर देना चाहती हूँ कि इसकी शक्ति से डरने या इसे अपना दुश्मन मानने की कोई ज़रूरत नहीं है। इस अवचेतन मन के नियमों के बारे में सही जानकारी से

हम इसे अपना सबसे बड़ा सहयोगी बना सकते हैं।

इन दोनों मनों के बारे में कुछ तथ्य: अवचेतन मन अधिक आदिम मन है जबकि चेतन मन अधिक विकसित मन है। अवचेतन मन प्रति सेकंड २,००,००,००० पर्यावरणीय उत्तेजनाओं का विश्लेषण करता है, जबकि चेतन मन प्रति सेकंड केवल ४० उत्तेजनाओं को विश्लेषित कर सकता है। अवचेतन मन में कोई आत्म-जागरूकता नहीं होती, जबकि चेतन मन आत्म-जागरूक होता है। अवचेतन मन केवल वर्तमान में कार्य करता है, जबकि चेतन मन आगे और पीछे की सोच सकता है।

जोसेफ मर्फी कहते हैं, "आपके चेतन और अवचेतन मन के बीच बातचीत का ज्ञान आपको अपना पूरा जीवन बदलने में सक्षम बनाता है"।

अध्याय ५

आभा का एलोपेशिया कैसे ठीक हुआ

"आपका दिमाग वही करता है जो वह वास्तव में सोचता है कि आप उससे कराना चाहते हैं और आपके हित में है।"

\- मारिसा पीयर

मारिसा पीयर: विश्व प्रसिद्ध चिकित्सक, सबसे ज्यादा बिकने वाली पुस्तक की लेखिका और रैपिड ट्रांसफॉर्मेशनल थेरेपी की संस्थापक।

आभा, एक १५ वर्षीय लड़की, लगभग एक वर्ष से एलोपेशिया ऐरियाटा का इलाज मुझसे करवा रही थी। एलोपेशिया ऐरियाटा बाल झड़ने की एक बीमारी है, जिसमें सिर की त्वचा या भौंहें, दाढ़ी आदि जैसे किसी भी बाल वाले क्षेत्र पर गोलाकार गंजे पैच अचानक दिखाई देते हैं। यह एक ऑटोइम्यून विकार है जहाँ रोगी की प्रतिरक्षा कोशिकाएं उनके बालों की जड़ों पर हमला करती हैं, जिससे बाल झड़ने लगते हैं। यह बहुत ही सामान्य स्थिति है और लगभग सभी आयु समूहों को प्रभावित करती है। यह आम तौर पर एक चिकित्सीय चुनौती है, क्योंकि ये गंजे धब्बे वर्षों तक पूरी तरह ठीक होने के बाद भी कहीं से भी उभर सकते हैं। इसलिए भले ही हम इस स्थिति का सफलतापूर्वक इलाज कर लें, मरीज और डॉक्टर हमेशा इस स्थिति के दोबारा होने की चिंता में रहते हैं। यह, एक ऑटोइम्यून स्थिति होने के कारण, गंभीर मामलों में स्टेरॉयड जैसे मौखिक प्रतिरक्षा-सप्रेसेंट की आवश्यकता होती है।

आरटीटी सीखने का मेरा प्राथमिक कारण एलोपेशिया ऐरियाटा के रोगियों की मदद करना था, क्योंकि मैंने उनमें से अधिकांश में पर्यावरणीय तनावों के साथ एक स्पष्ट संबंध देखा था।

आभा एक ऐसी मरीज थी जो बालों के झड़ने की समस्या के लिए इम्यूनो-सप्रेसेंट ले रही थी। उसकी हालत

इम्यूनोसप्रेसेन्ट्स पर निर्भर थी क्योंकि जैसे ही मैं उसकी गोलियाँ कम करती थी, उसमें नए पैच विकसित हो जाते थे। उसकी माँ चिंतित थी और सही भी थी, क्योंकि वह नहीं चाहती थी कि उसकी बेटी इतनी कम उम्र में इतनी सारी दवाइयाँ ले। उन्होंने यह भी साझा किया कि उनकी आत्मविश्वास से भरी बेटी वैरागी बन गई है और उसने अपना मूल स्वरूप खो दिया है। मैंने हाल ही में आरटीटी चिकित्सक के रूप में स्नातक की उपाधि प्राप्त की थी और मैंने उसकी माँ को उपचार की इस पद्धति से अवगत कराया था। वह इसे शुरू करने के लिए सहमत हो गईं और उनकी बेटी भी इसके बारे में बहुत आशावादी थी और तुरंत एक सत्र के लिए सहमत हो गई। उसने स्वयं यह सहसंबद्ध किया था कि जब वह कुछ तनाव में थी तब उसके गंजे धब्बे उभर आए थे, लेकिन वह इसके कारणों का पता नहीं लगा सकी। किसी किशोरी के साथ सत्र करने का यह मेरा पहला मौका था, इसलिए मुझे यकीन नहीं था कि यह कैसे चलेगा। आश्चर्य से उसके साथ काम करना सपने की तरह था।

वह पूरे सत्र के दौरान तनावमुक्त रहीं और एक पेशेवर की तरह अपने दृश्यों को अपने बाल झड़ने से जोड़ा। सत्र के दौरान यह एहसास हुआ कि उनकी एलोपेशिया ऐरियाटा तब शुरू हुई जब वह अपने जीवन में बुरे दौर से गुजर रही थीं। उसने स्कूल बदल लिया था और नये दोस्त नहीं बना पा रही

थी। वह खुद को उपेक्षित और दूसरों से अलग महसूस करती थी। उसने पहले कभी ऐसा महसूस नहीं किया था और चिंतित थी कि वह पागल हो रही थी। सत्र के दौरान, उसके अवचेतन ने उसे बताया कि एलोपेशिया उसके जीवन में उसे अलग महसूस करने का एक वैध कारण देने के लिए आया था और अब जब भी वह उदास महसूस करती है, तो वह इसका कारण अपने एलोपेशिया ऐरियाटा को बता सकती है। वह उसके लिए एक प्रकाश की किरण जैसा क्षण था !! उसे एहसास हुआ कि एलोपेशिया उसके लिए क्या करने की कोशिश कर रहा था और यह भी कि उसे अब इसकी मदद की ज़रूरत नहीं है। हमने बाल झड़ने को अलविदा कहा और उसकी मदद करने की कोशिश के लिए धन्यवाद दिया। मैंने उसकी कोशिकाओं को अपने मूल ब्लूप्रिंट पर वापस जाने का आदेश दिया और उसकी प्रतिरक्षा कोशिकाओं को उसके बालों की जड़ छोड़ने और इसके बजाय वही करने का आदेश दिया जो उन्हें करना चाहिए था। मैंने उच्च आत्म-सम्मान, आत्मविश्वास और आत्म-प्रेम की पुष्टि से भरी एक रिकॉर्डिंग बनाई। मैंने दोहराया कि वह हर किसी के जैसी ही थी क्योंकि हर किसी को अलग होने का डर होता है। लेकिन हर कोई अपने आप में अद्वितीय है और उसे अपनी विशिष्टता का जश्न मनाने की जरूरत है न कि अलग होने से डरने की।

सत्र के बाद, मैंने धीरे-धीरे उसकी स्टेरॉयड खुराक कम कर दी और अब वह बिना किसी दवा के बिल्कुल ठीक है। वह और अधिक आश्वस्त हो गई है और अपने कॉलेज जाने का इंतजार कर रही है।

मारिसा के अनुसार, केवल तीन चीजें हैं जो किसी के साथ गलत होने का एहसास कराती है:

१   मैं काफी नहीं हूँ (काफी अच्छा/अच्छी, काफी सुंदर, काफी लंबा/लंबी, काफी पतला/पतली, आदि) और/या

२   मैं अलग हूँ (बहुत लंबा/लंबी, बहुत छोटा/छोटी, बहुत मोटा/मोटी, अंतर्मुखी, आदि) और/या

३   यह मेरे लिए उपलब्ध नहीं है (उदाहरण के लिए, स्वस्थ त्वचा होना मेरे लिए उपलब्ध नहीं है, पतला होना मेरे लिए उपलब्ध नहीं है क्योंकि मोटा होना और खराब त्वचा होना मेरे परिवार में चलता है)

यह किन्हीं दो या तीनों का संयोजन भी हो सकता है।

आभा के मामले में, वह अलग महसूस करती थी और उसके एलोपेशिया ने उसे अलग महसूस करने का एक वैध कारण दिया।

इसलिए हमेशा अपने आप से कहें, "मैं ही काफी हूँ। मैं हमेशा पर्याप्त रहा/रही हूँ और मैं हमेशा पर्याप्त रहूँगा/रहूँगी। मैं अद्वितीय हूँ, क्युकी ब्रह्मांड में मेरे जैसा कोई नहीं है, मैं भी अपना अस्तित्व रखता/रखती हूँ। मैं महत्वपूर्ण हूँ। ब्रह्माण्ड ने किसी कारण से मेरा अस्तित्व बनाया है। ब्रह्मांड हमेशा मेरा समर्थन करता है और प्रसन्नता, सफलता, धन, सब कुछ और बिल्कुल सब कुछ मेरे लिए उपलब्ध है"।

याद रखें, मन दोहराव से सीखता है। इसे हर दिन अपने आप से दोहराना शुरू करें और जल्द ही आपका दिमाग इसे सच्चाई के रूप में स्वीकार कर लेगा और यह सुनिश्चित करने के लिए अपनी शक्ति में सब कुछ करेगा कि यह आपकी वास्तविकता है। मुझ पर विश्वास करो। यह जादू की तरह काम करता है.

यह बात एलोपेशिया ऐरियाटा से पीड़ित एक अन्य मरीज ने कही, जब वह वर्षों से पीड़ित रहने के बाद एलोपेशिया ऐरियाटा से मुक्त होकर आज मेरे क्लिनिक में दाखिल हुई। "डॉक्टर, आपने जो किया वह जादू था !!" मैंने उससे मजाक में कहा, "मैं एक चिकित्सक हूँ, जादूगर नहीं!" और हम खूब हँसे।

अध्याय ६

अवचेतन मन के नियम

"पहले आप अपनी मान्यता बनाते हैं और फिर आपके मान्यता आपको बनाते हैं।"

\- मारिसा पीयर

मारिसा पीयर: विश्व प्रसिद्ध चिकित्सक, सबसे ज्यादा बिकने वाली लेखिका और रैपिड ट्रांसफॉर्मेशनल थेरेपी के संस्थापक

मारिसा अक्सर एक छोटे बच्चे की कहानी साझा करती है जिसे एटोपिक डर्मेटाइटिस का बहुत गंभीर मामला था। (एटोपिक डर्मेटाइटिस एक सामान्य त्वचा रोग है। ऐसी स्थिति जिसमें त्वचा बहुत अधिक खुजलीदार और लाल हो जाती है और पूरे शरीर पर चकते पड़ जाते हैं। यह हल्के से गंभीर तक, भिन्न हो सकता है। बच्चे ज्यादा प्रभावित होते हैं)। उनकी माँ ने इसके लिए मारिसा से मदद माँगी, क्योंकि कोई भी दवा उन्हें ज्यादा फायदा नहीं कर रही थी। वह बस यूँ ही इस छोटे बच्चे से उसकी हालत के कारण होने वाली समस्याओं के बारे में बात करने लगी। उसने उससे कहा कि वह बहुत कुछ सहन कर रहा है। उसकी त्वचा पर कट लगने के कारण दर्द होता था और उसे लगातार खुजली करनी पड़ती थी। वह अपना पसंदीदा खाना नहीं खा पाता था और अपने पसंदीदा कपड़े नहीं पहन पाता था। मारिसा ने जो अगली बात पूछी उसने उसे आश्चर्यचकित कर दिया। उसने कहा :

"अगर यह एटोपिक डर्मेटाइटिस आपका मित्र था, तो यह आपके लिए क्या करने की कोशिश कर रहा है? वह कौन सी चीज़ है जो एटोपिक डर्मेटाइटिस के कारण आपके जीवन में अच्छी है?"

उन्होंने तुरंत जवाब दिया, "मुझे अच्छा लगता है जब मेरी माँ मुझ पर लोशन लगाती हैं और पट्टियाँ लगाती हैं। जब मैं

उनका ध्यान आकर्षित करता हूँ तो मुझे महत्वपूर्ण लगता है। मुझे उनका मेरे साथ समय बिताना पसंद है और जब मुझे डॉक्टर के पास जाना होता है, तो वह मेरे साथ आती हैं।" वह मुझे विशेष भोजन देती है और इस बात को लेकर बहुत चयनात्मक है कि मैं क्या पहनूं और कहाँ जाऊँ। जब मेरे छोटे भाई का जन्म हुआ, तो उसने उस पर बहुत ध्यान दिया और मुझे लगा कि वह मुझसे कम प्यार करती है, लेकिन जब मुझे ये चकते हो गए, मुझे लगता है कि वह मुझ पर बहुत ध्यान दे रही है।"

वह छोटा बच्चा इतना कष्ट सह रहा था क्योंकि उसके अवचेतन मन का मानना था कि ध्यान आकर्षित करने और महत्वपूर्ण महसूस करने का यह दूसरा लाभ कुछ ऐसा था जिसके लिए बच्चा तरस रहा था। बेचारा बच्चा अकारण कष्ट सह रहा था।

यह मुझे मन के एक बहुत ही दिलचस्प नियम की ओर ले जाता है: "भावना और तर्क के बीच लड़ाई में, भावना हमेशा जीतती है"। जहां तक अवचेतन मन है। हम तर्क से भावनाओं पर विजय नहीं पा सकते। यदि हमें किसी विशेष मुद्दे के भावनात्मक मूल कारण को खत्म करने की दिशा में काम करना है, तो हमें इसे और भी अधिक शक्तिशाली भावना से प्रतिस्थापित करके करना होगा। उदाहरण के लिए एटोपिक डर्मेटाइटिस होने पर बच्चे को अपनी माँ की नज़रों में अधिक

महत्वपूर्ण महसूस होने का भावनात्मक मूल कारण तर्क से नहीं निपटाया जा सकता है। ध्यान देने की इस आवश्यकता को मजबूत भावनाओं से प्रतिस्थापित करके इससे निपटना होगा, जिसे बच्चा अपनी बीमारी समाप्त होने पर अपनी नरम, चिकनी त्वचा की बनावट को छूकर महसूस करेगा। वह ख़ुशी तभी उसे महसूस होगी जब वह जो चाहे पहन सकेगा, जो चाहे खा सकेगा और वह आज़ादी जो उसे तब महसूस होगी जब वह अपनी इच्छानुसार कहीं भी जा सकेगा।

यदि आपको कोई त्वचा रोग है और उपचार के बावजूद यह ठीक नहीं हो रहा है, तो अपने आप से पूछें, क्या यह मेरी तरफ लोगों का ध्यान आकर्षित करने की कोशिश कर रहा है? क्या यह मुझे अधिक महत्वपूर्ण महसूस कराने की कोशिश कर रहा है? और यदि इनमें से कोई भी बात सही है, तो आराम की स्थिति में इसे दोहराएं :

> "मेरी मदद करने की कोशिश करने के लिए धन्यवाद, लेकिन मुझे अब आपकी आवश्यकता नहीं है। अब मुझे महत्वपूर्ण महसूस करने के लिए आपकी सहायता की आवश्यकता नहीं है। मैं जैसा/जैसी हूँ वैसा/वैसी ही काफी हूँ। मैं महत्वपूर्ण हूँ। मैं महत्वपूर्ण हूँ। मैं मजबूत हूँ। मैं प्यारा/प्यारी हूँ और मैं वैसा ही प्यार और देखभाल पाने का/की हकदार हूँ जैसा/जैसी मैं हूँ।"

मन का एक और महत्वपूर्ण नियम यह है कि 'मन एक ही समय में दो परस्पर विरोधी मान्यताओं को धारण नहीं कर सकता।' इसलिए एक बार जब हम पुराने, नकारात्मक, निरर्थक विश्वासों को अधिक शक्तिशाली, अद्यतित, सटीक विश्वासों के साथ सफलतापूर्वक बदल देते हैं, तो नया विश्वास बना रहेगा। यह सुनिश्चित करने के लिए कि ये नई मान्यताएँ स्थायी रूप से बनी रहें, इसे २१ से ६० दिनों की अवधि तक दोहराया जाना चाहिए। हम सभी जानते हैं कि किसी आदत को हमारे अंदर समाहित होने में कम से कम २१ दिन लगते हैं, क्योंकि इन नई मान्यताओं के बारे में नए तंत्रिका संबंध बनाने के लिए यही समय आवश्यक है।

मन के कुछ नियम निम्नलिखित हैं, जिन्हें जानने से हमारे लिए अपने अवचेतन मन को सावधानी से संभालना आसान हो जाएगा। अपनी पुस्तक, द आर्ट ऑफ हिप्नोसिस में सी. रॉय हंटर इन नियमों का श्रेय अपने गुरु, चार्ल्स टेबेट्स को देते हैं।

मन के नियम - अवचेतन मन की भाषा को समझने में महान अंतर्दृष्टि प्रदान करते हैं। ये नियम इस बारे में साक्ष्य-आधारित अवलोकन हैं कि दिमाग कैसे काम करता है।

मैं उन ५ नियमों का वर्णन कर रही हूँ जो हमारे विचारों, विश्वासों आदि के कारण त्वचा रोग कैसे प्रकट हो सकते हैं, इसके साथ अच्छी तरह से संबंधित हैं।

१   प्रत्येक विचार या आइडिया एक शारीरिक प्रतिक्रिया का कारण बनता है-

आपके विचार शरीर के सभी कार्यों को प्रभावित कर सकते हैं। गालों पर लाली आना, रोंगटे खड़े होना, गर्दन पर बाल खड़े होने का अहसास, बेहोशी आना, हृदय गति में वृध्दि, पसीना आना आदि सभी हमारे विचारों या विचारों पर शारीरिक प्रतिक्रियाओं के उदाहरण हैं। मजबूत भावनात्मक विचारों पर शारीरिक प्रतिक्रिया होने की अधिक संभावना होती है।

मैं चाहती हूँ कि आप मेरे साथ यह सरल अभ्यास करें और जानें कि हमारे विचार कितने शक्तिशाली हैं।

जरा सोचिए कि आपके हाथ में एक बेहद रसीला नींबू है जो आधा कटा हुआ है। मैं चाहता हूँ कि आप इस कोमल, रसीले आधे कटे नींबू को महसूस करें और इसे अपनी नाक के पास लाएं। आप नींबू की ताजगी को सूंघ सकते हैं और नींबू को निचोड़ने की कल्पना कर सकते हैं। क्या आपको लार आ रही है या दांतों में अजीब सी अनुभूति हो रही है? मुझे विश्वास है कि आपको ये अनुभूति हुई होगी।

मुझे लगता है आप इस पर भरोसा करेंगे कि अभी यहाँ क्या हुआ. क्या आपके हाथ में नींबू था? नहीं, क्या आपकी लार टपक रही थी? संभवतः, हाँ. हमारे विचार कितने मजबूत हैं।

हममें से बहुत से लोग किसी महत्वपूर्ण प्रस्तुति या महत्वपूर्ण

परीक्षा से ठीक पहले अतिसक्रिय भावों का अनुभव करते हैं। जिस किसी को मंच पर जाने से डर लगता है वह देख सकता है कि उसका दिल कितनी तेजी से धड़कने लगता है, यानी वह अपने दिल की धड़कन महसूस कर सकता है।

जैसा कि पहले अध्याय में बताया गया है, अवचेतन मन किसी विचार और वास्तविकता के बीच अंतर नहीं कर सकता है। हमें इस बात से सावधान रहने की ज़रूरत है कि हम क्या कल्पना करते हैं और क्या सोचते हैं।

२   जो अपेक्षा की जाती है, वह साकार हो जाती है।

हमारा मस्तिष्क और तंत्रिका तंत्र मानसिक छवियों पर प्रतिक्रिया करते हैं। इससे कोई फ़र्क नहीं पड़ता कि छवि वास्तविक है या हमारी कल्पना की उपज है। बनी हुई मानसिक छवि एक ब्ल्यू प्रिंट बन जाती है, और अवचेतन मन उसे वास्तविकता बनाने के लिए अपनी क्षमता से सब कुछ करता है।

जब हम बहुत अधिक चिंता करते हैं, तो यह लगातार दिमाग को वह दिखाता रहता है जो हम नहीं चाहते। लेकिन अवचेतन मन चित्रित स्थिति को पूरा करने के लिए कार्य करता है। टोनी रॉबिंस* के कई उध्दरणों में से एक "जहाँ ध्यान जाता है वही ऊर्जा प्रवाहित होती है, हमें चेतावनी देता है कि हम जो चाहते हैं उस पर ध्यान केंद्रित करें; न कि उस पर, जो

हम नहीं चाहते हैं।

बहुत से लोग पुरानी चिंता से ग्रस्त हैं, जिसका तात्पर्य अवचेतन मानसिक आशंका से है कि उनके साथ कुछ भयानक घटित होगा। और क्या ? यदि वे इस पर ध्यान केंद्रित करते रहे तो वास्तव में उनके साथ कुछ भयानक घटित हो सकता है।

 दूसरी ओर, हम सभी ऐसे लोगों को जानते हैं जिनके पास "मिडास टच" है। वे जो कुछ भी छूते हैं वह सोना बन जाता है। ऐसा लगता है कि जीवन बिना किसी स्पष्ट कारण के उन पर सब कुछ बरसा देता है, और इसलिए हम उन्हें "भाग्यशाली" कहते हैं।

जो भाग्य प्रतीत होता है, वह वास्तव में एक सकारात्मक मानसिक दृष्टिकोण और संभावना है। उनका दृढ़ विश्वास है कि वे सफल होने के पात्र हैं। "हम वही बन जाते हैं जिसके बारे में हम सोचते हैं"

हमारा शारीरिक स्वास्थ्य काफी हद तक हमारी मानसिक कल्पनाशीलता पर निर्भर करता है। जो मरीज़ इस नकारात्मक मानसिकता के साथ आते हैं कि मुझ पर कभी भी कुछ भी काम नहीं करता है और मेरी त्वचा किसी भी चीज़ पर बुरी प्रतिक्रिया करती है और हर चीज़ का अंत बिल्कुल वैसा ही हो सकता है। दूसरी ओर, जो मरीज़ डॉक्टर पर विश्वास

दिखाते हैं और मानते हैं कि उनका शरीर उपचार के प्रति अच्छी प्रतिक्रिया देता है, उन्हें सकारात्मक अनुभव प्राप्त होता है, भले ही दोनों रोगियों को एक ही उपचार दिया गया हो।

३ यदि लंबे समय तक जैविक परिवर्तन जारी रहे तो यह भावनात्मक रूप से प्रेरित लक्षण का कारण बनता है।

ऐसा माना जाता है कि सत्तर प्रतिशत से अधिक मानव बीमारियाँ जैविक के बजाय कार्यात्मक होती हैं। इसका मतलब यह है कि अवचेतन मन में मौजूद नकारात्मक विचारों के प्रति तंत्रिका तंत्र की प्रतिक्रिया से शरीर के किसी अंग या अन्य हिस्सों का कार्य बाधित हो गया है।

इसका मतलब यह नहीं है कि हर व्यक्ति जो किसी बीमारी की शिकायत करता है वह भावनात्मक रूप से बीमार है। परजीवियों, वायरस और मानव शरीर को प्रभावित करने वाली अन्य चीज़ों के कारण भी बीमारियाँ हो जाती है और लगभग 5% बीमारियाँ आनुवंशिक दोषों के कारण होती हैं। हालाँकि, हम एक मन और एक शरीर हैं और दोनों साथ-साथ चलते हैं। इसलिए, यदि आप खराब स्वास्थ्य से डरते रहेंगे, लगातार इस बारे में बात करते रहेंगे कि आपकी त्वचा कितनी खराब है, यह कितनी संवेदनशील है और आपके परिवार में हर किसी की त्वचा कितनी खराब है, तो यह हकीकत में बदल जाएगा।

४   प्रत्येक सुझाव पर कार्य करने से क्रमिक सुझावों पर कम विरोध उत्पन्न होता है।

एक बार जब आपका आत्म-सुझाव आपके अवचेतन मन द्वारा स्वीकार कर लिया जाता है, तो अतिरिक्त सुझावों को स्वीकार करना और उन पर कार्य करना आसान हो जाता है। आप सुझाव दे सकते हैं कि आपको झुनझुनी या गर्म और सुखद एहसास महसूस हो रहा है। जब इनका पालन कर लिया जाए, तो आप अधिक जटिल सुझावों पर आगे बढ़ सकते हैं।

सुंदर साफ़ त्वचा के लिए, हर दिन अपनी सकारात्मक सोच को सुनें और बुनियादी बातों से शुरुआत करें जिन्हें आपका दिमाग आसानी से स्वीकार कर सके। इससे आगे के सुझावों के लिए एक मार्ग बनता जाता है।

५   अवचेतन मन और उसके कार्यों के साथ व्यवहार करते समय, चेतन प्रयास जितना अधिक होगा, अवचेतन प्रतिक्रिया उतनी ही कम होगी।

यह साबित करता है कि क्यों "इच्छाशक्ति" हमेशा काम नहीं करती है। यदि आपने अनिद्रा से निपटा है, तो आपने सीखा है कि "आप जितना अधिक सोने की कोशिश करेंगे, आप उतने ही व्यापक रूप से जागेंगे"। नियम है "अवचेतन मन के साथ व्यवहार करते समय, इसे आराम से लें"। इसका मतलब है कि आपको एक सकारात्मक मानसिक प्रत्याशा विकसित करने के लिए काम करना चाहिए ताकि आपकी

समस्या हल हो सके और हल हो सके। जैसे-जैसे आपके अवचेतन मन में आपका विश्वास बढ़ता है, आप "ऐसा होने के लिए मजबूर" करने की कोशिश करने के बजाय "ऐसा होने देना" सीखते हैं।

"अपने मन पर शासन करें अन्यथा यह आप पर शासन करेगा।" - होरेस

होरेस : होरेस ऑगस्टस के समय के एक प्रमुख रोमन गीत कवि थे।

टोनी रॉबिन्सः एंटनी जे रॉबिन्स एक अमेरिकी लेखक, प्रशिक्षक, वक्ता, परोपकारी हैं और फॉर्च्यून ५०० के मुख्य कार्यकारी अधिकारियों और विश्व नेताओं को जीवन सलाह देने के लिए जाने जाते हैं।

अध्याय ७

क्या आप "बीमार व्यक्ति" की भूमिका निभा रहे हैं ?

"हम अपने जीवन में वही भूमिका निभाते हैं जिसे हम अब तक जानते रहे हैं और जब तक कि वह हिस्सा हमारा अपना नहीं बन जाता,"

- मारिसा पीयर

मारिसा पीयर: विश्व प्रसिध्द चिकित्सक, सबसे ज्यादा बिकने वाली पुस्तक की लेखिका और रैपिड ट्रांसफॉर्मेशनल थेरेपी की संस्थापक।

५०

प्रिया, २५ साल की महिला, कई सालों से लाइकेन प्लेनस की मरीज थी। उस पर उपचार का असर होता है, लेकिन कुछ महीनों के बाद नए घाव उभर आते हैं। उसके माथे पर लाइकेन प्लेनस का एक पैच था जो उपचार के लिए प्रतिरोधी था। उसे स्टेरॉयड से अपनी बीमारी का इलाज करने की आदत हो गई थी, लेकिन उसके माथे पर उभरा एक धब्बा उसे परेशान करता रहता था। अब एक साल में उसकी शादी होने वाली थी और वह चाहती थी कि मैं उसके माथे के पैच के बारे में कुछ करूँ।

मैंने उसे आरटीटी के बारे में बताया क्योंकि मुझे पता था कि उसके लाइकेन प्लेनस का एक गहरा भावनात्मक मूल कारण था। वह इसके लिए राजी हो गई क्योंकि उसे भी एहसास हुआ कि उसे बीमारी के मूल कारण से निपटने की जरूरत है और वह अपनी शादी में सबसे अच्छा दिखना चाहती थी।

सत्र के दौरान, हमने उसके बचपन के कई दृश्य देखे जिनमें उन्हें कोई न कोई बीमारी थी। चाहे सर्दी-खांसी हो, बुखार हो, साँस लेने में तकलीफ हो। उनकी एक बड़ी बहन है जो पढ़ाई में बहुत अच्छी थी और हरफनमौला थी। उसने बहुत सारे पदक जीते और हमेशा सबके आकर्षण का केंद्र रही। प्रिया पढ़ाई में औसत थी और हालाँकि उसे अपनी बहन की उपलब्धियों पर गर्व था, लेकिन कहीं न कहीं उसे महसूस होता

था कि वह बहुत अच्छी नहीं है। उसे अपने माता-पिता का ध्यान केवल तब ही मिला जब उसकी तबीयत ठीक नहीं होती। उसे प्यार और देखभाल महसूस होता। दृश्यों का अर्थ समझते हुए, मैंने उससे पूछा, "क्या तुम्हें लगता है कि तुम बीमार व्यक्ति की भूमिका निभा रही हो?" वह अनिश्चित थी कि मैं किस बारे में बात कर रही थी। मैंने उसे समझाया. "मारिसा के अनुसार, हम सभी इस दुनिया में संबंध खोजने और अस्वीकृति से बचने के लिए आते हैं। इसलिए जब एक छोटा बच्चा महसूस करता है कि उसे अस्वीकार कर दिया गया है या उसकी भावनात्मक ज़रूरतें पूरी नहीं हुई हैं, तो वह महत्वपूर्ण महसूस करने या अपरिहार्य महसूस करने के लिए इन चार अवचेतन भूमिकाओं में से एक को अपना लेता है।"

चार भूमिकाएँ इस प्रकार हैं।
१   देखभाल करने वाला
२   सबसे सक्षम
३   जो बीमार है
४   विद्रोही

बच्चा भूमिका नहीं चुनता; भूमिका उन्हें चुनती है। ये भूमिकाएँ आमतौर पर अवचेतन रूप से ली जाती हैं और यदि किसी बड़े भाई-बहन ने एक आदर्श या देखभालकर्ता की भूमिका निभाई है, तो छोटा भाई-बहन आमतौर पर बीमार या विद्रोही

बन जाता है। ये भूमिकाएँ समय के साथ बदल सकती हैं या कुछ लोग जीवन भर इनसे जुड़े रहते हैं, क्योंकि इससे उन्हें महत्वपूर्ण होने का एहसास होता है।

मुसीबत में पड़ने से विद्रोही व्यक्ति ध्यान आकर्षित करते है। जब उनके माता-पिता को प्रिंसिपल उनके बारे में शिकायत करने के लिए कार्यालय में बुलाते हैं तो उन्हें महत्वपूर्ण महसूस होता है। आमतौर पर, भाई-बहनों में सबसे छोटे भाई-बहन यह भूमिका निभाते हैं क्योंकि उन्हें लगता है कि कोई उनकी बात नहीं सुनता या उनकी राय पर विचार नहीं करता।

एक आदर्श व्यक्ति की भूमिका एक बच्चे द्वारा तब निभाई जाती है जब उसे लगता है कि सबकुछ बेहतरीन करने से ही वह प्यार के योग्य या ध्यान देने योग्य बन जाएगा, इसलिए यह बच्चा हर चीज में अच्छा बनने की कोशिश करेगा और आमतौर पर जीवन में अच्छा करेगा, लेकिन उनमें आत्म-सम्मान की कमी और असफलताओं से निपटने का कौशल कम हो सकता है।

देखभाल करने वाले प्रायः दूसरों की देखभाल करके अपने आपको महत्वपूर्ण महसूस करते हैं और यह उन्हें अपरिहार्य महसूस कराता है क्योंकि उनके आस-पास के सभी लोग प्यार और ध्यान के लिए उनके पास जाते हैं। वे हमेशा प्राप्त करने से अधिक देते हैं और दूसरों से प्यार या देखभाल स्वीकार

करने में मुश्किल महसूस करते हैं।

बीमार की भूमिका अवचेतन रूप से एक बच्चे द्वारा निभाई जा सकती है जिसे लगता है कि बीमार होने पर उस पर ध्यान दिया जाता है। वे महत्वपूर्ण महसूस करते हैं जब हर कोई उनकी परवाह करता है और इस बारे में बात करता है कि वे कैसे पीड़ित हैं। देखभाल और परवाह किया जाना उन्हें पसंद है। उनका अवचेतन विश्वास है कि बीमार होने से मुझ पर ध्यान दिया जाता है।

"हम वही भूमिका निभाते हैं जिसे हम तब तक जानते हैं जब तक कि वह हिस्सा हमारा अपना न हो जाए" मारिसा का यह उध्दरण हमें बताता है कि कैसे ये चार भूमिकाएँ अनजाने में अवचेतन में समा जाती हैं और लोग इनमें से किसी एक को अपनाकर अपना पूरा जीवन इससे पार पाने के लिए संघर्ष करते हुए बिता देते हैं।

वह प्रिया के लिए जाग जाने जैसा क्षण था। उसे एहसास हुआ कि उसने अनजाने में बीमार व्यक्ति की भूमिका निभा ली है और वह अभी भी वही भूमिका निभा रही है। उसे यह भी एहसास हुआ कि अब उसे इस रूप में ध्यान आकर्षित करने की ज़रूरत नहीं है और वह इसे जाने देने के लिए तैयार थी। मैंने उसकी कोशिकाओं को उनके मूल ब्लूप्रिंट पर वापस जाने का आदेश देने के लिए कमाँड सेल थेरेपी भी की और उसने

अगले २१ दिनों तक रिकॉर्डिंग सुनी। धीरे-धीरे उसने देखा कि उसके घाव मिटते जा रहे हैं। धीरे-धीरे उसने देखा कि उसके घाव उसके माथे से भी गायब हो रहे थे। माथे पर कोई भी घाव ध्यान आकर्षित करता है और यही कारण था कि उसके अन्य सभी घाव प्रतिक्रिया करते थे और माथे पर एक प्रतिरोधी था।

आख़िरकार वह इस भूमिका से मुक्त हो गईं।

हम सभी अपने-अपने परिवारों के बारे में सोच सकते हैं और यदि आपके भाई-बहन हैं, तो आपको एहसास होगा कि हर कोई क्या भूमिका निभा रहा था या अभी भी निभा रहा है। ये सब अवचेतन स्तर पर हो रहा है, इसलिए सचेत रूप से, व्यक्ति इससे अनजान होता है।

यदि आप त्वचा रोग या किसी अन्य बीमारी से पीड़ित हैं, तो अपने आप से यह प्रश्न पूछें "क्या मैं बीमार की भूमिका निभा रहा हूँ?"

यदि उपरोक्त प्रश्न का उत्तर हाँ है, तो निम्नलिखित को प्रतिदिन दोहराएँ क्योंकि मन दोहराव से सीखता है।

मैं जैसा/जैसी हूँ वैसा/वैसी ही काफी हूँ।
मैं हमेशा सक्षम रहा/रही हूँ, और मैं हमेशा सक्षम

रहूँगा/रहूँगी।
मैं महत्वपूर्ण हूँ मेरा/मेरी अपना अस्तित्व है।
मैं जैसा/जैसी भी हूँ, प्यारा/प्यारी हूँ।
मैं वैसे ही प्यार और देखभाल का/की हकदार हूँ,
जैसा/जैसी मैं हूँ।

अध्याय ८

आपके शब्दों और विचारों की शक्ति

"यदि आपको एहसास हो कि आपके विचार कितने शक्तिशाली हैं, तो आपके अंदर कभी भी नकारात्मक विचार पैदा नहीं होंगे।"

-पीस पिल्ग्रिम

पीस पिल्ग्रिम : एक अमेरिकी आध्यात्मिक शिक्षक, रहस्यवादी और शांति कार्यकर्ता हैं।

मेरी पूज्य सासु माँ, जो स्वयं एक रेकी ग्रैंडमास्टर और एक प्रेरक वक्ता हैं, जिनके बहुत सारे प्रशंसक हैं, उनका मेरी आद्यतमिक यात्रा पर सबसे अधिक प्रभाव रहा है। उन्होंने मुझे एक ऐसे अनुभव के बारे में बताया जिसे मैं कभी नहीं भूल सकती। वह हमेशा कहती हैं, "जो कुछ भी आप नहीं चाहते, उसे मजाक में भी मत बोलो। दिमाग में हास्य की भावना नहीं होती। वह मजाक और हकीकत में फर्क नहीं कर पाता।" उन्होंने मुझे एक महिला का उदाहरण दिया जिसने परामर्श सत्र के दौरान उनसे कहा था कि आखिरकार उन्हें अब अपनी गलती का एहसास हो गया है।

वह जानती है कि उसकी बेटी क्यों पीड़ित है। उन्होंने बताया कि उनकी बेटी बचपन में बहुत सुंदर थी और उन्हें इस बात पर गर्व था, लेकिन उन्हें यह भी लगता था कि क्योंकि वह इतनी सुंदर है, इसलिए वह दूसरों की बुरी नजर का शिकार हो सकती है। जब भी कोई उसकी बेटी के बारे में पूछता तो वह कहती कि उसकी तबीयत ठीक नहीं है, वह बीमार रहती है, भले ही वह स्वस्थ थी। उसकी बेटी ने बचपन में अपनी माँ को यह कहते सुना था।

अब स्थिति यह है कि उनकी बेटी वयस्क हो चुकी है और बिस्तर पर है।

एक अन्य उदाहरण- एक ८ वर्षीय लड़के का है जिसे एटोपिक डर्मेटाइटिस के इलाज के लिए उसके माता-पिता मेरे क्लिनिक में लाए थे। यह एटोपिक डर्मेटाइटिस के सबसे गंभीर मामलों में से एक है जिसे मैंने आज तक अपने करिअर में देखा है। उसके पूरे शरीर पर पपड़ी और घाव थे और पूरे परामर्श के दौरान वह लगातार खुद को खरोंच रहा था। मैं देख सकता था कि उसके नाखून उसकी त्वचा को फाड़ रहे थे, जिससे खून बह रहा था और वह खुद को रोक नहीं पा रहा था। मैंने उसके पिछले कागजात माँगे क्योंकि उसकी माँ ने मुझे बताया कि जब वह ढाई साल का था तब से उसकी यह स्थिति थी, लेकिन कोविड लॉकडाउन के दौरान यह अचानक खराब हो गई। मुझे आश्चर्य हुआ, जब मैंने देखा की इस छोटे लड़के का इस स्थिति के लिए सबसे अच्छे डॉक्टरों में से एक द्वारा इलाज किया जा रहा था और वह साइक्लोस्पोरिन नामक इम्यूनोसप्रेसेंट पर था। आमतौर पर साइक्लोस्पोरिन इस स्थिति के लिए बहुत अच्छा काम करता है, लेकिन यहां वह खुद को तब तक खुजा रहा था जब तक कि उससे खून नहीं बहने लगा।

चिकित्सकीय दृष्टि से ऐसा कुछ भी नहीं था जिसे मैं उसके नुस्खे में जोड़ सकती थी। मैंने उसकी माँ को आरटीटी के बारे में बताया और कहा कि मैं समस्या का मूल कारण ढूंढने में उसकी मदद कैसे कर सकती हूँ। लेकिन बच्चा इतना बेचैन

था कि मुझे एहसास हुआ कि इस स्तर पर उसके लिए पूरा सत्र संभव नहीं था। मैंने बस उससे बात की और जितना अधिक मैंने बात की, वह उतना ही अधिक खरोंचने लगा। उसकी माँ ने बताया कि जब वह घबराया हुआ या चिंताग्रस्त होता है तो वह और भी अधिक खरोंचता है। एक डॉक्टर के रूप में इस छोटे से बच्चे को इतना कष्ट सहते देखना हृदय विदारक था और मैं उसकी मदद न कर पाने में अपने आपको बहुत असहाय महसूस कर रही थी।

मैंने विषय बदल दिया और उससे बात करना शुरू कर दिया कि उसे क्या करना पसंद है। उसके शौक क्या हैं ? वह मुझे बहुत होशियार बच्चा लगा और मैंने आगे जाँच करने का फैसला किया। मैंने उससे पूछा, "मैं देख सकती हूँ कि तुम बहुत असहज हो और अपने आप को बहुत खरोंच रहे हो। यह एटोपिक आपके लिए अपनी दिन-प्रतिदिन की गतिविधियाँ करना चुनौतीपूर्ण बना रहा है, लेकिन क्या कोई संभावना है कि यह आपके लिए कुछ अच्छा कर रहा है? जिस गति से उसने उत्तर दिया उससे मुझे आश्चर्य हुआ। मैंने सोचा था कि शायद वह समझ नहीं पा रहा होगा कि मैं उससे क्या पूछ रही हूँ, लेकिन उसने तुरंत उत्तर दिया, "हां डॉक्टर, इस एटोपिक के बारे में एकमात्र अच्छी बात यह है कि क्योंकि मेरी प्रतिरक्षा कोशिकाएं बहुत अधिक हैं और मेरी प्रतिरक्षा अत्यधिक काम कर रही है, इसलिए मैं कोविड से सुरक्षित हूँ। मेरे पिताजी ने

कहा कि मुझे कोविड नहीं होगा क्योंकि मुझे एटोपिक है।" ये सुनकर मैं दंग रह गई। मैंने उसके पिता की ओर देखा, वो भी स्तब्ध थे। उन्होंने कहा कि उन्हें याद है कि उन्होंने यूं ही अपने बेटे से इसका जिक्र किया था क्योंकि वह कोविड से संक्रमित होने के बारे में बहुत चिंतित लग रहा था।

उसके पिता ने बताया, "पहले लॉकडाउन के दौरान मेरा बेटा बहुत चिंतित हो गया था और कोविड से डर गया था। उसके डर को दूर करने के लिए, मैंने उससे कहा कि चूंकि आपको एटोपिक है, इसलिए आपकी प्रतिरक्षा प्रणाली दूसरों की तुलना में अधिक काम कर रही है और आपको कोविड नहीं होगा। यह सुनकर उसे राहत मिली, लेकिन अब मुझे एहसास हुआ कि तब से उसका डर्मेटाइटिस और भी खराब हो गया है!" उस समय उन्हें अपने शब्दों की ताकत का एहसास हुआ और उन्हे समझ आ गया की उन्होंने अनजाने और मासूमियत से अपने बेटे के मन में यह बात डाल दी थी।

६ से ७ वर्ष की आयु से पहले के बच्चे बहुत विचारोत्तेजक होते हैं और वे स्पंज की तरह शब्दों और मान्यताओं को आत्मसात कर लेते हैं। मैंने उनके पिता से कहा कि यह उनकी गलती नहीं है और उनकी स्थिति में किसी भी माता-पिता ने ऐसा ही कुछ कहा होता। चूंकि इस बच्चे के लिए एक सत्र संभव नहीं था, इसलिए मैंने उसके लिए एक रिकॉर्डिंग बनाई

जिसमें इस बात पर जोर दिया गया कि उसकी प्रतिरक्षा प्रणाली को वास्तव में पता था कि उसे क्या करने की आवश्यकता है और यह उसकी रक्षा करने में सक्षम है और साथ ही साथ उसके एटोपिक को भी ठीक कर सकती है। उसे लेगो गेम खेलना बहुत पसंद था इसलिए मैंने बताया कि वह अपनी कोशिकाओं को लेगो की तरह बना रहा है और एक मजबूत नींव और आधार बना रहा है ताकि कोई भी अवांछित चीज इसमें प्रवेश न कर सके। (एटोपिक डर्मेटाइटिस में त्वचा अवरोध में दोष होता है)। रिकॉर्डिंग में मैंने कमाँड सेल थेरेपी भी की। वह इसे सुन रहा है और मुझे उम्मीद है कि कुछ दिनों में मैं उसे बेहतर स्थिति में देखूंगी। उस पर कार्य प्रगति पर है और मैं मूल कारण को खत्म करने के लिए एक दिन उस पर एक पूरा सत्र करना चाहती हूँ।

यह मामला हमें दिखाता है कि यह बहुत महत्वपूर्ण है कि आप किन शब्दों का प्रयोग करते हैं और आप खुद को और अपने बेहद आकर्षक छोटे बच्चों को क्या तस्वीरें दिखाते हैं। जैसा कि मारिसा कहती है, "आपके दिमाग को इसकी परवाह नहीं है कि आप जो उसे बताते हैं वह अच्छा है, बुरा है, सच है, झूठ है, स्वस्थ है, अस्वस्थ है, सही है या गलत है। यह आपकी बातों को स्वीकार करता है और उस पर अमल करता है, चाहे वह कुछ भी हो।" यह एक विचार और एक अनुभव के बीच अंतर भी नहीं कर सकता। आप जो भी सोचते हैं,

मन को लगता है कि वही हो रहा है।

हमारे विचारों और शब्दों की इस महाशक्ति का उपयोग हमारे उपचार के लिए किया जा सकता है। मन वही मानता है जो हम उसे बताते हैं। आरटीटी में हम यही करते हैं जब हम कोशिकाओं को उनके मूल ब्लूप्रिंट पर वापस जाने का आदेश देते हैं। हम कोशिकाओं को याद दिलाते हैं कि वे स्वयं को ठीक करने में सक्षम हैं। याद रखें जब हमें कोई कट लगता है तो त्वचा अपने आप ठीक हो जाती है।

हर दिन, हमारे शरीर में बिना किसी सचेत योगदान के बहुत सारी कोशिकाओं की मरम्मत होती रहती है। प्रत्येक कोशिका की अपनी एक समझ होती है। सम्मोहन में रोगी के साथ की जाने वाली कमाँड सेल थेरेपी में, हम कोशिकाओं को उनकी बुध्दिमत्ता की याद दिलाते हैं कि वे अपने मूल कार्य और ब्लूप्रिंट पर वापस जाने में कैसे सक्षम हैं।

फ्रांज सिडनी, जो एक कुशल आरटीटी चिकित्सक हैं, ने महसूस किया कि उनकी बेटी की त्वचा पर कुछ सफेद रंग के फोड़े थे और वे बढ़ रहे थे। उनकी बेटी ने उनके कारण किसी खुजली या किसी असुविधा की शिकायत नहीं की, लेकिन वे बढ़ते जा रहे थे, ऐसे में फ्रांज ने अपने त्वचा विशेषज्ञ से राय लेने का फैसला किया। उसके त्वचा विशेषज्ञ ने इसका निदान मोलस्कम कॉन्टैगिओसम के रूप में किया। मोलस्कम त्वचा

का एक वायरल संक्रमण है जो आमतौर पर बच्चों में देखा जाता है।

ये वायरस त्वचा पर पनप सकते हैं क्योंकि ये हमारे शरीर से कोई प्रतिरक्षा प्रतिक्रिया उत्पन्न नहीं करते हैं। हमारी प्रतिरक्षा प्रणाली उनका पता लगाने में असमर्थ है क्योंकि वे कोई असुविधा या लक्षण पैदा नहीं करते हैं।

उनके त्वचा विशेषज्ञ ने सुझाव दिया कि इसका कोई प्रभावी इलाज नहीं है और आमतौर पर समय के साथ ये अपने आप ठीक हो जाते हैं। लेकिन उस प्रक्रिया में कुछ महीने या साल भी लग सकते हैं। यह बहुत अप्रत्याशित है कि शरीर कब इनके प्रति प्रतिरक्षा प्रतिक्रिया विकसित करेगा और इनसे छुटकारा पाएगा। फ्रांज को एहसास हुआ कि उनकी बेटी बहुत ही कम उम्र में है, इसलिए उन्होंने बीमारी का पता लगाने और उस पर प्रतिरक्षा प्रतिक्रिया स्थापित करने के लिए अपनी बेटी की श्वेत रक्त कोशिकाओं को आदेश देने का फैसला किया।

बच्चे स्वाभाविक रूप से सम्मोहन जैसी स्थिति में होते हैं इसलिए उन्होंने अपनी बेटी के साथ बातचीत करने का फैसला किया और उसे कल्पना कराई कि कैसे सफेद रक्त कोशिकाएं जो उसके शरीर के सैनिक हैं, उन्होंने मोलस्कम का पता लगाया है जो एक आक्रमणकारी है। उसने कल्पना की कि ये

९४

सैनिक मोलस्कम की ओर बढ़ रहे हैं और उन्हें घेर लिया है और उन्हें उसके शरीर से बाहर फेंक रहे हैं। उनकी बेटी को इस बात का एहसास भी नहीं हुआ कि उसकी माँ उस पर कमाँड सेल थेरेपी कर रही है।

एक सप्ताह के भीतर, फ्रांज़ ने देखा की उसकी बेटी की त्वचा पर मोलस्कम का एक भी घाव नहीं था। वह इस बात से खुश थी कि उसकी बेटी इस वायरस से मुक्त हो गई है। हालाँकि, कुछ दिनों बाद, उसने फिर से कुछ घाव देखे और इस थेरेपी को दोहराने का फैसला किया। इसने फिर से काम किया और तब से उसे मोलस्कम का कोई घाव नहीं हुआ है।

हमारे अंदर एक बहुत ही कुशल चिकित्सक रहता है, और वह है हमारा अपना अवचेतन मन। हमें बस यह जानना होगा कि इसकी क्षमता का दोहन कैसे किया जाए।

जोसेफ मर्फी ने ठीक ही कहा है, "आपको ठीक करने के लिए अपने अवचेतन मन पर भरोसा रखें। इसने आपको बनाया है और यह इसकी सभी प्रक्रियाओं और कार्यों को जानता है। यह उपचार और आपको पूर्ण संतुलन में लाने के बारे में आपके चेतन मन से कहीं अधिक जानता है"।

अवचेतन मन की इस असीमित क्षमता का उपयोग हम आरटीटी में करते हैं।

"रैपिड ट्रांसफ़ॉर्मेशनल थेरेपी ग्रह पर सबसे शक्तिशाली क्षमता-दिमाग का उपयोग करती है," - **मारिसा पीयर**

निष्कर्ष

"सभी युगों के महान लोगों के पास मौजूद महान रहस्य उनके अवचेतन मन की शक्तियों से संपर्क करने और उन्हें मुक्त करने की उनकी क्षमता थी। आप भी ऐसा कर सकते हैं।"

\- जोसेफ मर्फी

अवचेतन की शक्ति का प्रयोग प्राचीन काल से होता आ रहा है। इसमें न केवल महान संतों, नेताओं और विचारकों द्वारा महारत हासिल की गई है, बल्कि कई आम लोगों द्वारा भी अपने दैनिक जीवन में इसका अभ्यास किया गया है। अवचेतन में महारत हासिल करने वाले कुछ लोगों में स्टीफन कोवि, जैक कैनफील्ड, नेपोलियन हिल, रॉबर्ट कियोसाकी, ब्रायन ट्रेसी और मारिसा पीयर जैसे नाम हैं।

मारिसा पीयर इस अवचेतन महाशक्ति के ज्ञान को सफलतापूर्वक लागू कर रही है ताकि लोगों को फोबिया, व्यसनों, मोटापा, बांझपन, पुराने दर्द, चिंता, अवसाद आदि जैसे कई मुद्दों से छुटकारा पाने में मदद मिल सके।

मैं, एक त्वचा विशेषज्ञ के रूप में, त्वचा रोगों से पीड़ित रोगियों की मदद करने के लिए उनके तरीकों का उपयोग करके अपना योगदान देने की कोशिश कर रही हूँ।

मैं अस्पष्टीकृत बांझपन वाले रोगियों के लिए भी आरटीटी का उपयोग कर रही हूँ। यह एक ऐसी चीज़ है जिसको लेकर मैं बहुत गंभीर हूँ, क्योंकि मैंने प्रजनन क्षमता के साथ काफी संघर्ष किया है और मैं उनसे पूरी तरह जुड़ सकती हूँ। मैं बहुत खुश हूँ कि मेरा पहला आरटीटी बच्चा अभी पूरी तरह से और स्वस्थ होकर इस दुनिया में आया है (मेरे आरटीटी सत्र के बाद अगले ही चक्र में मेरी मरीज गर्भवती हो गई)।

मानव शरीर एक अद्भुत मशीन है और दुनिया की तमाम प्रगति के बाद भी आज तक कोई भी इसे दोबारा बनाने में सक्षम नहीं हो पाया है। ऐसा इसलिए है क्योंकि मानव शरीर की प्रणालियाँ इतनी जटिल हैं कि यह असंभव लगता है कि हम कभी भी इसकी कार्यप्रणाली को पूरी तरह से समझ सकेंगे। और किसी भी मशीन की तरह, इसे भी टूटने से बचाने के लिए रखरखाव की आवश्यकता होती है। इसके टूटने और

९८

इसके बीमार पड़ने के कारण निम्नलिखित में से कोई भी हो सकते हैं। आनुवंशिकी, पर्यावरण, आहार इत्यादि। लेकिन बेस्टसेलर "यू कैन हील यौर लाइफ" की प्रसिध्द लेखिका लुईस हे के अनुसार, "हर बीमारी आपके जीवन में भावनात्मक कारकों से प्रभावित होती है"। हम आरटीटी, भावनात्मक कारकों के साथ इसी को लक्षित कर रहे हैं। इसका मतलब यह नहीं है कि हम स्वस्थ जीवनशैली और अच्छे आहार जैसे अन्य कारकों को भूल सकते हैं। हमें मन और शरीर की पूर्ण और सच्ची चिकित्सा के लिए इन तौर-तरीकों के साथ मिलकर काम करना होगा।

यह अवचेतन मन की शक्ति से उपचार की मेरी यात्रा की शुरुआत है। मैं उस स्तर पर हूँ जहां मैं एकीकृत चिकित्सा का अभ्यास कर रही हूँ और मैं अपने मरीजों का उनकी जरूरतों के आधार पर एलोपैथी और आरटीटी से इलाज करती हूँ। जो कोई भी अपने स्वास्थ्य संबंधी समस्याओं के मूल कारण तक जाना चाहता है, वह ऐसे तौर-तरीकों की मदद ले सकता है, लेकिन केवल अपने चिकित्सक के मार्गदर्शन में।

यहां तक कि मेरे मरीज़ों में भी, मैं सत्र के बाद धीरे-धीरे उनकी दवाएँ बंद कर देती हूँ और वह भी केवल तभी जब मुझे विश्वास हो कि मैं उन्हें कोई नुकसान पहुँचाए बिना ऐसा कर सकती हूँ। किसी को भी अपने इलाज कर रहे डॉक्टर से

परामर्श किए बिना अपनी दवाएं कभी बंद नहीं करनी चाहिए।

अगर पहले के सत्र में किसी गहरी समस्या का पता चलता है तो मुझे कभी-कभी अधिक सत्र करने पड़ते हैं। सत्र दोहराए जाने के बावजूद यदि उन्हें अभी भी बीमारी है तो उन्हे उस बीमारी से कोई मजबूत लाभ है, या वो स्थिति या पर्यावरण को बदलने में असमर्थ है। यही वह जगह है जहाँ एक जीवन प्रशिक्षक मदद कर सकता है और यही कारण है कि मुझे एक जीवन प्रशिक्षक के रूप में भी प्रशिक्षित किया गया।

चिकित्सा या उपचार की प्रत्येक शाखा का अपना स्थान और महत्व है। आवश्यक बात यह है कि प्रत्येक शाखा के सर्वश्रेष्ठ को एकीकृत किया जाए और आवश्यकता पड़ने पर उनका उचित और विवेकपूर्ण उपयोग किया जाए।

आधुनिक चिकित्सा व्यक्तिगत रूप से मेरे लिए कई बार एक रक्षक रही है और इसने सचमुच मेरी जान बचाई है जब मेरी अस्थानिक गर्भावस्था टूट गई थी। नए चिकित्सीय और नैदानिक उपकरणों (सी.टी./एम.आर.आई.) ने हमारे लिए प्रारंभिक अवस्था में रोगों का निदान और उपचार करना आसान बना दिया है।

इस पुस्तक के साथ, मेरा उद्देश्य रोगियों और किसी भी त्वचा रोग से पीड़ित किसी भी व्यक्ति के जीवन को बेहतर

बनाने के लिए उपचार की प्रत्येक शाखा के सर्वश्रेष्ठ को एकीकृत करने के लिए जागरूकता पैदा करना है। इस पुस्तक का उद्देश्य पाठकों को इस बात से अवगत कराना भी है कि उनके त्वचा रोग होने का कारण क्या हो सकता है और वे अपने अवचेतन मन की सहायता से इसे कैसे ठीक कर सकते हैं। इससे उन्हें यह भी पता चल सकता है कि वे उपचार के प्रति अच्छी प्रतिक्रिया क्यों नहीं दे रहे हैं।

यहाँ १० जरूरी संदेश दिए गए हैं जो मै चाहती हु की मेरे पाठक अपने मन मे उतार ले :

१) "यदि आप अपने विचार सही कर लेते हैं, तो बाहरी हिस्सा अपनी जगह पर आ जाएगा," - एकहार्ट टोल

२) विचार वास्तविक हैं। आपके विचार जैविक और शारीरिक प्रभाव पैदा करते हैं - आपका शरीर मानसिक इनपुट पर इस तरह प्रतिक्रिया करता है जैसे कि वे वास्तविक हों।

३) प्रत्येक विचार एक कारण है और प्रत्येक स्थिति एक प्रभाव है।

४) ज्यादातर मामलों में, त्वचा रोग किसी अंतर्निहित भावनात्मक मूल कारण की अभिव्यक्ति मात्र होते हैं।

५) हो सकता है कि आपका त्वचा रोग या तो :
    क) आपकी रक्षा करना चाह रहा है या।
    ख) आपपर ध्यान आकर्षित करना चाह रहा है।

६) मारिसा के अनुसार, किसी भी व्यक्ति के साथ केवल ३ चीजें ही गलत हैं, और सभी मुद्दों का मूल कारण यह है कि उनका अवचेतन विश्वास है कि:
    क) मैं पर्याप्त नहीं हूँ
    ख) मैं अलग हूँ
    ग) यह मेरे लिए उपलब्ध नहीं है

७) कभी-कभी हम एक बच्चे के रूप में अपनी जरूरतों को पूरा करने के लिए एक बीमार व्यक्ति की अवचेतन भूमिका निभाते हैं और हम अभी भी वह भूमिका निभा रहे होते हैं। हमें उस भूमिका से बाहर निकलने की जरूरत है।'

८) हमारी सभी कोशिकाओं के पास अपनी एक बुध्दि होती है और वे स्वयं को ठीक कर सकती हैं। आरटीटी में, हम अभूतपूर्व परिणाम प्राप्त करने के लिए इसी बुध्दिमत्ता का उपयोग करते हैं।

९) सम्मोहन में हम अपनी कोशिकाओं को फिर से संगठित होने और उनके मूल स्वास्थ्य के खाके (ब्ल्यू प्रिंट) के

अनुसार काम पर वापस जाने का आदेश दे सकते हैं।

१०) लगातार दोहराव से हम किसी भी बात को अपने अवचेतन मन को समझा सकते हैं।

हर दिन अपने आप से दोहराएँ "मैं एक स्वास्थ्यवर्धक मशीन हूँ" और फिर इसका जादू देखें।

मैं अपनी पुस्तक का सारांश डॉ. मिल्टन एरिक्सन, एमडी, एक प्रमुख अमेरिकी मनोचिकित्सक, के एक उध्दरण के साथ दे रही हूँ, जिन्होंने अपने रोगियों के इलाज के लिए सम्मोहन का उपयोग किया था और कई लोग उन्हें आधुनिक सम्मोहन चिकित्सा के जनक के रूप में मानते हैं।

"ज्यादातर लोग दुनिया में अशक्तता की अचेतन अवस्था में चलते हैं। हमारा काम इसे सशक्तिकरण की अचेतन अवस्था में बदलना है।"

प्रशंसापत्र

---

१ मैंने लगभग एक वर्ष पहले डॉ. अश्विनी मोदी से परामर्श किया था। मैं ऑटो-इम्यून एलोपेशिया ऐरियाटा का समाधान खोजने की आधी-अधूरी आशा के साथ उनके पास गई थी। मैं साढ़े तीन वर्षों से अधिक समय से पीड़ित थी। मेरे वयस्क जीवन के बड़े हिस्से में, मुझे प्राकृतिक रूप से घने और मजबूत बाल मिले जिन पर मुझे गर्व था। लेकिन कई कारणों से, मैंने खुद को इस बीमारी से ग्रस्त पाया जिसने ईमानदारी से मेरे आत्मविश्वास को तेज़ी से ख़त्म करना शुरू कर दिया। डॉ. अश्विनी मेरी चिंताओं के प्रति बहुत संवेदनशील थी और उन्होंने मुझे विश्वास बनाए रखने के लिए कहा। जो विश्वास की छलांग के रूप में शुरू हुआ वह जल्द ही एक मजबूत, भरोसेमंद और शानदार डॉक्टर-रोगी रिश्ते में बदल गया। उनकी सलाह और दवाओं ने न केवल सकारात्मक परिणाम दिखाना शुरू कर दिया, बल्कि उन्होंने एलोपेशिया को हमेशा के लिए अलविदा कहने के लिए आरटीटी तकनीक की भी सिफारिश की। मैं पहले थोड़ी सशंकित थी,क्योंकि बहुत सारे उत्पादों, पैसों और मेरे पिछले

डॉक्टर से परामर्श के बाद भी कोई समाधान नहीं निकला था। लेकिन डॉ. अश्विनी के साथ कुछ सकारात्मक परिणाम अनुभव करने के बाद, मैंने इसे करने का फैसला किया। आगे जो हुआ वह बिल्कुल चमत्कार था! अब चार माह हो चुके हैं। मुझे कई महीनों से एलोपेशिया नहीं है और मेरे बाल दिन पर दिन मजबूत होते जा रहे हैं। मैं अपने बारे में अधिक आशावादी महसूस करती हूँ और आरटीटी तकनीक मेरे लिए जीवन बदलने वाली रही है। मुझे अपना आत्मविश्वास फिर से पाने में मदद करने के लिए मैं उनका और इस तकनीक की बेहद आभारी हूँ। और सबसे महत्वपूर्ण बात, बोनस के रूप में डॉ. अश्विनी मोदी जैसी एक अच्छी दोस्त भी मिल गई !!

-नताशा जी

२ मुझे इस थेरेपी से डॉ. अश्विनी मोदी ने परिचित कराया जब मैं उनके क्लिनिक गयी थी। उन्होंने इसके फायदों के बारे में अच्छे से बताया और मुझे समझाया कि यह मेरी गर्भावस्था के लिए कितना उपयोगी होगा। उन्होंने पूरी प्रक्रिया समझाई। यह बहुत सरल प्रक्रिया थी। मैंने कुछ फॉर्म भरे और कुछ बुनियादी सवालों के जवाब दिए। हमारा २ घंटे का सत्र था और यह वास्तव में विस्तृत था। उन्होंने मुझसे १५ दिन तक ऑडियो सुनने के लिए भी कहा। मैं लगभग एक साल से गर्भधारण करने की कोशिश कर रही थी और मैं बताना चाहूँगी कि आरटीटी सत्र के बाद

मैंने उसी महीने गर्भधारण कर लिया। यह मेरे लिए एक चमत्कार था. मैं अभी भी ऑडियो सुन रही हूँ। मैं अभी अपने ९वें महीने में हूँ और अपने बच्चे को देखने का इंतजार कर रही हूँ। इसके लिए बहुत-बहुत धन्यवाद डॉ. अश्विनी मोदी। मैं सचमुच आभारी हूँ! आपके मार्गदर्शन से मेरे जीवन में सकारात्मक बदलाव लाने के लिए एक बार फिर धन्यवाद। (किताब की छपाई के समय उन्होंने एक सुंदर स्वस्थ बच्चे को जन्म दिया)।

- मरीज के अनुरोध पर नाम गोपनीय रखा गया है।

३ धन्यवाद, डॉ. अश्विनी, मैंने आपके साथ एक आरटीटी सत्र किया और यह एक अद्भुत अनुभव था क्योंकि इसने मेरी बहुत सारी रुकावटें और जो कुछ भी था उसे दूर कर दिया है।

बचपन से ही मेरे मन में जो बात अटकी हुई थी, वह निकल गई। मैंने आत्म-प्रेम की खोज की है और खुद से **४** अधिक प्यार करना शुरू कर दिया है और इस सत्र के बाद अपने अतीत को माफ कर दिया है। मैं सभी को इस सत्र की अत्यधिक अनुशंसा करती हूँ। आप सर्वश्रेष्ठ परामर्शदाता हैं। मैं आपका और ब्रह्मांड की दिव्य शक्ति की बहुत आभारी हूँ कि मुझे आपसे और इस अद्भुत आरटीटी सत्र से परिचित कराया गया और आपने जो ध्यान दिया वह भी अद्भुत था। एक बार फिर आपका धन्यवाद।

-शिल्पा

आत्मविश्वास पर सफल आरटीटी सत्र के लिए आपका बहुत-बहुत धन्यवाद। यह सचमुच अद्भुत था। पूरे सत्र के दौरान मैंने सुरक्षित और सहज महसूस किया। आपके साथ काम करना खुशी की बात है, क्योंकि आप बहुत दयालु और सकारात्मक हैं। सत्र के बाद मेरा जीवन बदल गया है। मुझमें और अधिक आत्मविश्वास आया और यह प्रतिदिन बढ़ता गया। बढ़िया काम जारी रखें। "यह आश्चर्यजनक है कि आप दूसरों को बदलने में सक्षम हैं" दया भावना और देखभाल के साथ आप इतनी खूबसूरती से जीवन जीती हैं। मैं आपकी ढेर सारी सफलता की कामना करता हूँ।"

- बारबरा रोड्रिग्ज